Herz/Kreislauf

Vorklinik

ISBN 3-929915-03-0

Karl Heinz Herzog
Karolinenstr. 38
90 763 Fürth/Bay.
Fax: 0911/ 77 67 94

Das vorliegende Buch mit kommentierten Prüfungsfragen wurde aus über 50 Amtsarztprüfungen zusammengestellt.
Es enthält neben den richtigen Antworten eine Begründung, warum nur diese Antwort richtig sein kann, und möchte Sie, neben der Vermittlung von Wissen, mit der Art der Fragestellungen (multiple choice) vertraut machen. Es wurde bei den Begründungen ausführlicher als sonst üblich auf physiologische Gegebenheiten eingegangen (keine Angst, es ist alles lesbar und logisch nachvollziehbar), da Zusammenhänge in den nächsten Jahren vermehrt Inhalt der Prüfung werden.
An dieser Stelle möchte ich allen Schülern danken, die mich in den letzten Jahren so reichhaltig mit Prüfungsfragen versorgt haben. Nachdem sie bisher alle ausnahmslos die "Erlaubnis zur Ausübung der Heilkunde ohne Bestallung" erhalten haben, hoffe ich, daß sich ihre Erwartungen an die eigene Praxis ebenso erfüllt haben. Ich wünsche ihnen jede Menge interessanter Patienten.

Fürth, im Juni 1993

P. Rommelfanger

Legende:

✘ Die Antwort .
Was danach kommt ist Kommentar. Wichtig für Sie, aber gefährlich als Antwort (beschränken **Sie** sich auf eine Antwort, mehr will man nicht von Ihnen)

☞ Hinweise, Tips oder auch wichtiges für die Prüfung was nirgendwo steht aber schon nützlich war.

▼ Komplikationen, auch **ACHTUNG!** oder Vorzeichen für ernstere Zwischenfälle.

➡ Wiederum Hinweise (Sie sehen, das taucht öfter auf), diesmal eher technische Hinweise, Querverweise auf andere Themen oder Fragen, bzw. auch ... daraus folgt, ... das führt zu ...

● Aufzählungen, wichtige Punkte (die auch schon wörtlich so gefordert wurden!)

○ ebenfalls Aufzählungen, aber thematisch untergeordnet (im Sinne der Frage)

Und nun, zu guter letzt noch ein ➡ für den Index, der auch zum Lernen gedacht ist. Die fetten Zahlen sind Fragen, in denen das Stichwort verlangt wird, normal gedruckte Zahlen verweisen auf einen Kommentar.

...und nun viel Spaß und vor allem später viel Erfolg,
Ihr ARDEA Verlag

1) Was können Sie bei der Auskultation des Herzens feststellen?

Antwort:

✘ Bei der Auskultation
des Herzens kann man Klappenfunktionsstörungen hören und/oder funktionelle Geräusche.

Bei der Auskultation
des Herzens...

- am Erb'schen Punkt 3./4. ICR links parasternal

und an den Klappenpunkten

- 2. ICR rechts Aortenklappe,
- 2. ICR links Pulmonalklappe,
- 4. ICR parasternal links Tricuspidalklappe
- Herzbasis (Mitralklappe) kann man ...

➡ Strömungsgeräusche und

➡ Klappenfunktionsanomalien hören.

STRÖMUNGSGERÄUSCHE können, müssen aber keinen Krankheitswert besitzen und entstehen durch **WIRBELBILDUNG** in den Herzkammern .

Harmlose Wirbelbildungen entstehen durch eine rasche Blutstömung:

- O Sympathicotonus,
- O Nikotin,
- O Koffein und
- O Fieber,

oder durch eine erniedrigte Viskosität des Blutes

- O Anämien.

Die daraus resultierenden Geräusche sind "funktioneller" Natur und heißen auch

➡ **AKZIDENTELLE GERÄUSCHE.**

Geräusche, die einen Herzfehler als Grundlage haben, Klappenfehler, (Ventrikel - oder Vorhofseptumdefekt etc.)

➡ sind **PATHOLOGISCHE GERÄUSCHE**

Um ...

➡ **FUNKTIONELLE (= AKZIDENTELLE) GERÄUSCHE** von

➡ **PATHOLOGISCHEN GERÄUSCHEN**

zu unterscheiden, lagert man den Patienten um (Aufsetzen lassen, nach vorne beugen etc.). Pathologische Geräusche sind in der Regel konstant, d. h. in allen Körperlagen **GLEICH** hörbar, während sich funktionelle Geräusche bei Veränderung der Körperlage ändern oder verschwinden.

KLAPPENFEHLER unterteilt man in

- Stenosen und
- Insuffizienzen.

STENOSEN stellen eine **DURCHFLUßBEHINDERUNG** dar, so daß ein Geräusch hörbar ist, wenn Blut durch die betreffende Klappe fließen sollte.

INSUFFIZIENZEN stellen eine **SCHLUßUNFÄHIGKEIT** dar, so daß Geräusche hörbar sind, wenn die Klappe geschlossen sein sollte.

➡ In der **DIASTOLE** sind also z.B. hörbar:

- Trikuspidal- und
- Mitralstenose, sowie
- Aorten- und
- Pulmonalinsuffizienz.

➡ In der **SYSTOLE** sind hörbar:

- Tricuspidal- und
- Mitralinsuffizienz,
- Aorten- und
- Pulmonalstenose, sowie
- Ventikelseptumdefekte (VSD)

☞ Da in der Praxis meistens **KOMBINIERTE VITIEN** (Insuffizienz und Stenose einer Klappe) vorkommen, ist eine genaue Anamnese, sowie ein Kreislaufstatus unabdinglich - ev. Abklärung durch den **FACHARZT**.

2) Was ist die Systole, was ist die Diastole?

Antwort:

✘ Die Systole ist die Austreibungsphase,

✘ die Diastole ist die Füllungsphase des Herzens.

○ Die **SYSTOLE** ist die **AUSTREIBUNGS-** oder **ANSPANNUNGSPHASE**, in der Blut in die Arterien gepreßt wird (**OBERER WERT** bei Blutdruckmessung).
Bei der Auskultation entspricht die Systole der Zeit zwischen dem ersten und zweiten Herzton.

● Die **DIASTOLE** ist die **FÜLLUNGS-** oder **ERSCHLAFFUNGSPHASE** des Herzens, entsprechend dem **UNTEREN WERT** der Blutdruckmessung.
Bei der Auskultation entspricht die Diastole der Zeit zwischen dem zweiten und ersten Herzton.
In der Diastole entsteht in den Hohlvenen ein leichter Unterdruck (Sog).

3) Wie können Sie die Systole ohne Stethoskop feststellen?

Antwort:

✘ Die Systole entspricht der Pulswelle, die z. B. am Handgelenk an der A. radialis tastbar ist.

☞ Geübte können durch Erhebung dieses Tastbefunds sogar orientierend einen Herz-Kreislaufstatus bestimmen.

Mögliche Befunde:

- ein weicher, langsam ansteigender, schwacher Puls

  - **PULSUS TARDUS,** langsam
  - **PULSUS PARVUS,** (klein)
  - **PULSUS MOLLIS**

bei **VERMINDERTEM HERZMINUTENVOLUMEN** (z. B. Aortenklappenstenose),

- ein harter, schnell ansteigender, mit hohem Druck einhergehender Puls

  - **PULSUS CELER,**
  - **PULSUS ALTUS,**
  - **PULSUS DURUS**

bei **ERHÖHTEM HERZMINUTENVOLUMEN** (Angst, körperliche Belastung, Hyperthyreose), bei Aorteninsuffizienz, oder bei Verlust der Windkesselfunktion der herznahen Arterien (Alter, Arteriosklerose),

- ein sogenannter

  - **PULSUS ALTERNANS,**

d. h. die **AMPLITUDE** des Pulses ändert sich von einen Schlag auf den anderen (Voraussetzung: regelmäßiger Puls) als Zeichen für **LINKSHERZINSUFFIZIENZ.**

4) Welche Aussage(n) ist/sind richtig?

Welche physiologischen Kreislaufparameter haben Einfluß auf den Blutdruck?

a) das Blutvolumen,
b) die Lungentätigkeit,
c) die Herztätigkeit,
d) der periphere Gefäßwiderstand,
e) die Tätigkeit des vegetativen Nervensystems.

A) Nur a, c, d sind richtig
B) Nur c, d, e sind richtig
C) Nur a, c sind richtig
D) Nur a, c, d, e sind richtig
E) Alle Antworten sind richtig

Antwort:

✘ Lösung D.

Stellen Sie sich das Gefäßsystem als wassergefüllten, zu einem Ring geschlossenen Schlauch mit einer Pumpe (Herz) vor.

Der **DRUCK** im Schlauch (**BLUTDRUCK**) ist somit abhängig ...

a) ● von der Wassermenge, die sich im Schlauch befindet,
c) ● von der Leistung der Pumpe und
d,e) ● von dem Durchmesser des Schlauchs.

Medizinisch ausgedrückt: der Blutdruck ist eine hämodynamische Größe, die durch ...

a) ● die **BLUTMENGE** (Blutdruck reagiert auf Hyper- oder Hypovolämie),
c) ● die Tätigkeit des **HERZENS** in seiner Funktion als Pumpe,
d,e) ● den **FUNKTIONELLEN GESAMTQUERSCHNITT** der Gefäße

bestimmt ist. Der "funktionelle Gesamtquerschnitt der Gefäße"ist die Summe des Querschnitts aller durchbluteten Gefäße.
Wenn alle Kapillaren des Körpers durchblutet wären, würde der Blutdruck erheblich absinken (**HOHER FUNKTIONELLER GESAMTQUERSCHNITT**).
☞ **Beispiel**: anaphyllaktischer Schock.

Umgekehrt liegt bei der Hochdruckkrankheit (Hypertonie) eine chronische, periphere Mangeldurchblutung vor, da die Arteiolen ständig einen zu hohen Tonus aufweisen. Deshalb staut sich das Blut zurück in die großen Gefäße und man mißt z. B. an der Arteria brachialis einen höheren Blutdruck.
Die Kapillaren sind bei der Hochdruckkrankheit mangeldurchblutet (**NIEDRIGER FUNKTIONELLER GESAMTQUERSCHNITT**).

e) Herztätigkeit und peripherer Widerstand werden durch das **VEGETATIVE NERVENSYSTEM** geregelt (Sympathicus erhöht den peripheren Widerstand und regt die Herztätigkeit an).

b) Die **LUNGE** hat die Aufgabe, das sauerstoffarme Blut zu oxigenieren, und damit keinen unmittelbaren Einfluß auf der Blutdruck.

5)Nennen Sie die Durchschnittswerte von Blutdruck und Puls beim Erwachsenen!

Antwort:

✘ Der Durchschnittswert des Blutdrucks beträgt 120/80 mmHg,

✘ der Durchschnittswert des Pulses beträgt in Ruhe 60 bis 80 Schläge/Minute.

- Der ideale Blutdruck mißt 120/80 mmHg, unabhängig vom Alter.

  Leider ist es "*normal*" im Sinne der Statistik, daß sich ab dem 35. Lebensjahr erste Anzeichen von Arterienverkalkung bemerkbar machen. Deshalb ist es "*normal*", d. h. *häufig vorkommend*, daß der ältere Mensch einen höheren Blutdruck hat. **Notwendig ist es nicht!!**

☞ **siehe Risikofaktoren für ARTERIOSKLEROSE:**

- Hochdruck,
- falsche Ernährung, → Bewegungsmangel, Übergewicht, Alkohol
- Rauchen,
- Pille,Gicht,
- Diabetes etc.

➡ Ab einem diastolischen Wert von 95 mmHg aufwärts spricht man von **HYPERTONUS**,

➡ ab einem systolischen Wert von 90 mm Hg abwärts von **HYPOTONUS**.

☞ Merke: eine einzige Messung alleine rechtfertigt nie die Diagnose Hyper- oder Hypotonus!

(Die WHO fordert mindestens eine dreimalige Messung an drei verschiedenen Tagen.)

- Der Normwert für **PULS** ist in Ruhe 60 bis 80 Schläge/Minute.

  Ab Werten von 120 Schlägen/Minutespricht man von Tachykardie. Wenn keine offensichtliche externe Ursache (auch Koffein, Nikotin zählen dazu!) vorliegt, ist eine fachärztliche Untersuchung nötig.
  Solche Patienten sind potentiell herzinfarktgefährdet.
  Werte unter 40/Minute weisen auf eine Störung im Sinusknoten hin (AV-Rhythmus).

➡ Wenn der Puls und der Blutdruck erhöht sind, handelt es sich um eine Sympathicuserregung.

➡ Wenn der Puls hoch, und der Blutdruck niedrig ist, sollte man eine Herzinsuffizienz diagnostisch ausschließen.

6) Beschreiben Sie den Weg des Blutes ausgehend von den Hohlvenen!

Antwort:

✘ Der Weg des Blutes führt von den → superior und → inferior

Hohlvene = **VV. CAVAE** zum
RECHTEN VORHOF,
über die **TRIKUSPIDALKLAPPE**
in die **RECHTE KAMMER,**
von dort über die **PULMONALKLAPPE**
und den **TRUNCUS PULMONALIS** Arteria pulmonalis
in die **LUNGE.**
Nach der Oxigenierung fließt das Blut über die
LUNGENVENEN Vena pulmonaris
in den **LINKEN VORHOF,**
über die **MITRALKLAPPE**
in die **LINKE KAMMER,**
dann über die **AORTENKLAPPE**
in die **AORTA**
und damit in den **GROßEN KREISLAUF.**

Aus dem *Kreislauf*
wird das Blut über die *Venen*
wieder dem *rechten Vorhof* zugeführt.

Stellen Sie sich die Konstruktion des Kreislaufs als ein Gefäßsystem mit 2 **UNABHÄNGIGEN,** in Serie geschalteten Pumpen vor.

Die große Pumpe (linkes Herz) ist dem **GROßEN KREISLAUF** (Körperkreislauf) vorgeschaltet.

Die kleinere dem **LUNGENKREISLAUF.**

"Das Herz" ist eine Zusammenfassung dieser beiden Pumpen in **EIN** Organ.

Jede Pumpe hat ein Einlaßventil (AV-Klappen) und ein Auslaßventil (Taschenklappen), um eine gerichtete Blutströmung zu gewährleisten.
Die Vorhöfe haben hämodynamisch nur die Bedeutung eines Reservoirs oder Sammelbeckens, d. h. sie sorgen dafür, daß in der Diastole die Kammerfüllung gesichert ist.

- "Einlässe" des **RECHTEN HERZENS** sind die beiden **Hohlvenen**, der "Auslaßstutzen" ist der **Truncus pulmonalis.**

- "Einlässe" des **LINKENHERZENS** sind die **4 Lungenvenen**, der "Auslaßstutzen" ist die **Aorta.**

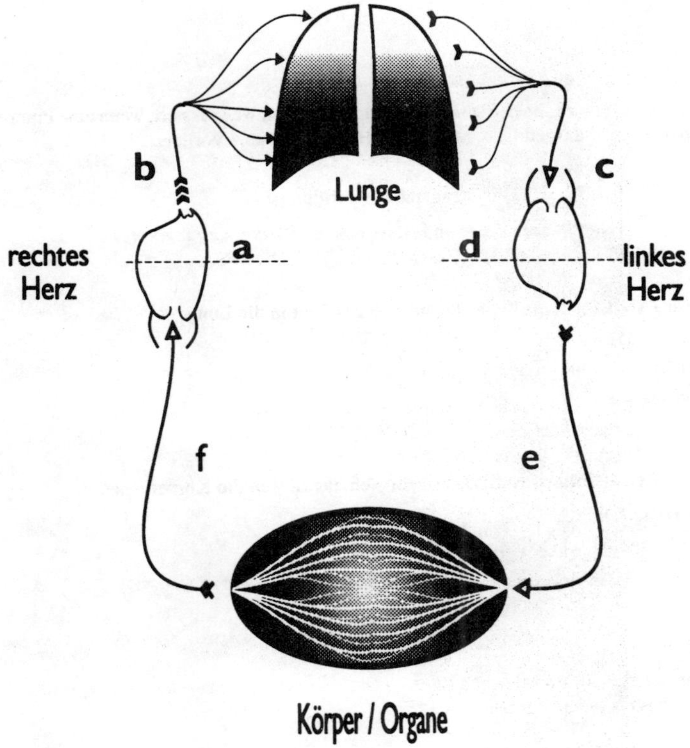

Abb. 1 Schema des menschlichen Kreislaufs

a = rechtes Herz
b = Truncus (Arteria) pulmonalis
c = Lungenvenen

d = linkes Herz
e = Aorta mit Arterien
f = Körpervenen /Vv. cavae

a + b + c = "kleiner Kreislauf"

d + e + f = "großer Kreislauf"

Um die Verhältnisse im Körper exakter abzubilden, brauchen Sie sich nur noch vorzustellen, die beiden Pumpen wären, im Gegensatz zur Abbildung, in der Mitte, entlang der gestrichelten Linie zusammengefaltet, so daß alle Ventile in einer Ebene zu liegen kommen.

Aus diesem Schema können Sie sich ganz leicht ableiten, was passiert, wenn eine Pumpe ausfällt oder medizinisch ausgedrückt, wenn eine Herzinsuffizienz vorliegt...

➡ das Blut staut sich vor der Pumpe an,

➡ nach der Pumpe liegt eine Minderversorgung vor.

Bei einer **LINKS**herzinsuffizienz staut sich das Blut in die Lunge
▼ **LUNGENÖDEM**
und der Butdruck im großen Kreislauf sinkt
☞ **siehe Frage # 4**

Bei einer **RECHTS**herzinsuffizienz staut sich das Blut in die Körpervenen
▼ **KNÖCHELÖDEME**
und die Lunge ist schlecht durchblutet.

7) Wo können Sie am Handgelenk den Puls fühlen?

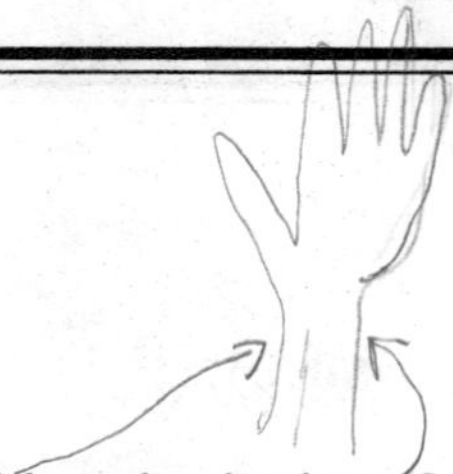

Antwort:

✘ Innen an der radialen und an der ulnaren Seite des Unterarms in der Nähe des Handgelenks.

Die Versorgung des Armes läuft über die ...

- **ARTERIA SUBCLAVIA**, die
- **ARTERIA AXILLARIS**, und die
- **ARTERIA BRACHIALIS**.

In der Ellenbeuge teilt sich die **ARTERIA BRACHIALIS** in einen

- radialen und einen
- ulnaren Ast.

Beide Äste laufen auf der Innenseite des Unterarms nach distal und anastomosieren in der Hand in je einen tiefen und einen oberflächlichen Bogen.

☞ Siehe Anatomieatlanten.

Meistens ist die **ARTERIA RADIALIS** besser ausgebildet als die **A. ULNARIS** und daher besser tastbar.

Versuchen Sie aber trotzdem einmal die Arteria ulnaris zu tasten - Sie liegt der Arteria radialis etwa gegenüber.

☞ Übrigens: den Puls des Patienten tastet man immer mit zwei oder drei Fingern:

- Zeigefiger,
- Mittelfinger und
- Ringfinger.

Wenn man den Puls nur mit einem Finger tastet und fest gegen einen Knochen drückt, spürt man nur seinen eigenen Fingerpuls.
Mit nur einem Finger gemessen, hat selbst die Tischkante einen "Puls". Probieren Sie's ruhig mal aus.

8) Aus welchen Organen bezieht die Pfortader ihr Blut?

Antwort:

Aus dem ...

- ✘ Magen, aus
- ✘ Dünndarm,
- ✘ Dickdarm,
- ✘ Pankreas und aus der
- ✘ Milz.

+ unterer Ösophagus

Die **PFORTADER** ist eine **VENE**, die im wesentlichen nährstoffreiches Blut aus dem Darm **IN DIE LEBER** transportiert, damit die Leber ihre Kontrollfunktion über die resorbierten Nährstoffe ausüben kann.

☞ Alle Organe, die in der Lage sind, Nährstoffe zu resorbieren, werden über die Pfortader drainiert.

Desweiteren besteht eine Verbindung zur Milz (Bilirubinabbau).

➡ **siehe auch Frage # 15**

Aus der Leber wird das Blut über drei Lebervenen in die untere Hohlvene und damit in den Kreislauf zurückgeführt.

Bei einer Behinderung des Blutflußes auf dem oben beschriebenen Weg (portaler Hypertonus), gibt es Umgehungen über die Venen des

Magens und der Speiseröhre	➡	**OESOPHAGUSVARIZEN**,
über Verbindungen der Leber zum	➡	**CAPUT MEDUSAE** (Nabelvenen)
und im Rektum über den	➡	**HÄMORRHOIDALPLEXUS** .

9) Wo münden/entspringen folgende Gefäße im Herz:

a) Aorta
b) Vena cava / Hohlvene
c) Arteria pulmonalis - Lungenarterie
d) Vena pulmonalis? / Lungenvenen

Antwort:

✘ a) linker Ventrikel

✘ b) rechter Vorhof

✘ c) rechter Ventrikel

✘ d) linker Vorhof.

☞ Zur Beantwortung dieser Frage muß man nur 2 Dinge wissen:

- **ARTERIEN** heißen alle Gefäße, in denen das Blut vom Herz weg strömt.
  VENEN leiten das Blut zum Herzen.

  Und ...

- der **WEG DES BLUTES** führt von den ...

	HOHLVENEN (VV. CAVAE)
über den	**RECHTEN VORHOF,**
	RECHTE KAMMER,
	LUNGE
zum	**LINKEN VORHOF,**
	LINKE KAMMER
und in die	**AORTA.**

☞ **siehe auch Frage # 6**

➡ Zum rechten Herzen (Vorhof) führen also die **HOHLVENEN** (Vena cava superior und inferior),

➡ vom rechten Herzen weg führt eine Arterie in die Lunge = **ARTERIA PULMONALIS** (oder auch **TRUNCUS PULMONALIS**, da die Arterie sich wie ein Baum aufzweigt).

➡ Zum linken Herzens (Vorhof) führen demzufolge die **LUNGENVENEN** (Vv. pulmonalis, normalerweise 4 Stück),

➡ aus der linken Herzkammer entspringt die **AORTA**.

10)Beschreiben Sie die Lage des Sinusknotens!

Antwort:

✘ Der Sinusknoten liegt im rechten Vorhof.

Der **SINUSKNOTEN** ist eine halbkreisförmige Leiste, die die Mündung der **V. CAVA SUP.** im rechten Vorhof umgreift.

Die anatomische Ausprägung ist individuell unterschiedlich, manchmal ist der Sinusknoten sogar makroskopisch als Vorwölbung sichtbar.

Der Sinusknoten besteht aus spezialisierten **MUSKELZELLEN**, die sich vom Aussehen her unterm Mikroskop vom Arbeitsmyokard unterscheiden lassen (sie sind glykogenreicher und wirken deshalb heller).

Im Sinusknoten entstehen spontan **ELEKTRISCHE POTENTIALE**, die sich vom Vorhof auf die Kammer ausbreiten und dann zu einer Herzkontraktion führen.

Da der Reiz (elektrische Erregung) für die Muskelkontraktion im Herz selbst entsteht, ist das lebende Herz selbständig in der Lage, Kontraktionen (Blutauswurf) hervorzubringen. Man nennt das **HERZAUTOMATIE**.

Die Herznerven dienen nur der Anpassung der Herzleistung an Ereignisse in den übrigen Organen (vermehrte Muskelarbeit, Verdauung, Fieber etc.) und greifen nur **MODIFIZIEREND** in den Kontraktionsablauf ein.

Sie regeln im wesentlichen nur die **KONTRAKTIONSKRAFT** (Blutdruck-Auswurfdruck) und die Geschwindigkeit des Kontraktionsablaufs (**PULSFREQUENZ**).

11)Nennen Sie die Arterien, die das Gehirn versorgen!

Antwort:

✗ Das Gehirn wird von 4 Arterien versorgt:

je eine rechte und linke

- **A. CAROTIS INTERNA** und
- **A. VERTEBRALIS**.

Die **ARTERIA CAROTIS INTERNA** entspringt aus der

- **A. CAROTIS COMMUNIS** (Halsschlagader), die aus dem
- **TRUNCUS BRACHIOCEPHALICUS DEXT**., bzw. aus der
- **AORTA** kommt.

Sie versorgt die vordere und mittlere Schädelgrube und hat im Bereich der mittleren Großhirnrinde **ENDARTERIEN**

➡ Hirnschlag!

Die **A. VERTEBRALIS** kommt aus der **A. SUBCLAVIA** und verläuft beidseits der Halswirbelsäule nach oben und tritt durch das Hinterhauptsloch in die Schädelkapsel ein. Sie versorgt die hintere Schädelgrube.

Die beiden Aa. vertebralis vereinigen sich auf der Schädelbasis zur A. basilaris und bilden zusammen mit den Aa. carotis int. den **CIRCULUS ARTERIOSUS WILLISII**.

siehe nebenstehende Zeichnung

Abb. 2 Die arterielle Gehirnversorgung - der Circulus arteriosus Willisii

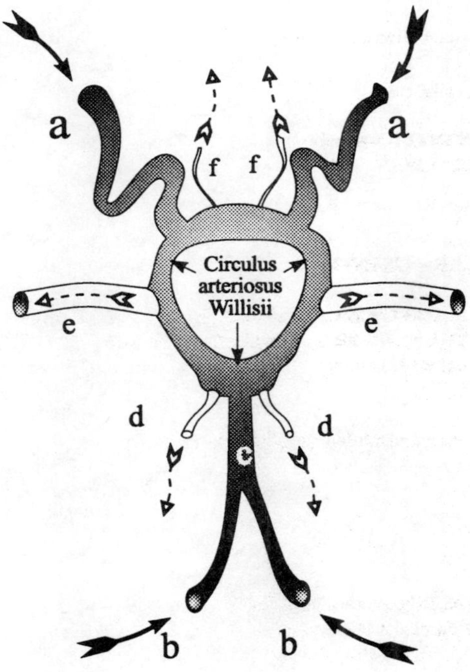

a = Arteria carotis interna
b = Arteria vertebralis
c = Arteria basilaris

d = Arteria cerebri posterior
e = Arteria cerebri media
f = Arteria cerebri anterior

12) Nennen Sie den venösen Rückfluß des Gehirns!

Antwort:

✘ Das Gehirn wird drainiert über die V. jugularis int.

Der venöse Rückstrom **INNERHALB** des Gehirns wird läuft über die sog. ***SINUS***, das sind Stellen, an denen die Hirnhäute auseinanderweichen (**DURADUPLIKATUREN**).

Die Sinus besitzen nicht den charakteristischen Wandaufbau von Venen (Intima, Media und Adventitia) und haben auch **KEINE KLAPPEN**.

Alle Sinus münden in die **JUGULARVENEN**, die im seitlichen hinteren Halsbindegewebe abwärts laufen. Sie vereinigen sich mit der V. subclavia zum Truncus (venosus) brachiocephalicus, der im Zusammenfluß des rechten und linken Truncus die **OBERE HOHLVENE** bildet.

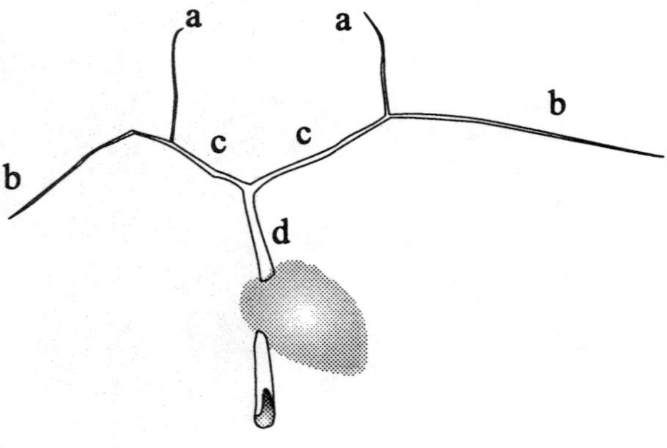

Abb. 3 Schema der venösen Zuflüsse der oberen Hohlvene

a = V. jugularis interna
b = V. subclavia
c = Tr. brachiocephalicus
d = V. cava superior

13) Was ist das Mediastinum?

Antwort:

✘ Das Mediastinum ist ein mit Bindegewebe angefüllter Raum im Thoraxbereich.

Das Mediastinum ist quasi der Teil des Thorax, der nicht vom

- Herz, den
- Lungen oder von
- Leitungsbahnen
  - Arterien,
  - Venen,
  - Lymphgefäßen,
  - Nerven oder
  - Ösophagus

... ausgefüllt wird.

Man unterscheidet ein oberes und ein unteres **MEDIASTINUM**:

- Inhalt des **OBEREN MEDIASTINUMS** ist das Bindegewebe um die großen Gefäße (Aortenbogen, obere Hohlvene und die Zu- und Abflüsse),
- Inhalt des **UNTEREN MEDIASTINUMS** ist das Bindegewebe zwischen dem Herzbeutel und der Thoraxwand (präkordiales Bindegewebe), das Bindegewebe zwischen rechter und linker Lunge und das Bindegewebe hinter der Lunge und dem Herzen.

Zusätzlich liegt im Mediastinum vor der Pubertät der **THYMUS** (ein Organ für die Schulung der T-Lymphozyten); im Erwachsenenalter bildet er sich weitestgehend zurück und wird durch Fettgewebe ersetzt.

14) Wodurch wird der erste Herzton hervorgerufen?

Antwort:

✘ Der erste Herzton ist der Anspannungston des Myokards.

Er wird durch das kräftige Anspannen der Kammermuskulatur um die Blutsäule, die sich in der Herzkammer befindet, erzeugt.

Auf den ersten Herzton erfolgt die **AUSTREIBUNGSPHASE** = die **SYSTOLE**.

Die frühere Definition als "Schluß der AV-Klappen" ließ sich physiologisch nicht halten. Am normalen Herzen ist der Schluß oder das Öffnen von Atrio-Ventrikular-Klappen (Klappen zwischen Vorhof und Kammer) nicht hörbar.

☞ Um bei absolut arrhythmischen Patienten den ersten vom zweiten Herzton unterscheiden zu können, fühlt man gleichzeitig beim Auskultieren den Puls (z. B. an der A. radialis). Der Herzton, den man **GLEICHZEITIG** mit Fühlen der Pulswelle hört, ist der **ERSTE HERZTON**.

☞ Die Unterscheidung der Tonqualität - erster Herzton dumpfer als zweiter - ist in der Praxis oft kaum möglich (adipöse Patienten, leise Herztöne etc.) - versuchen Sie trotzdem Ihr Gehör zu schulen!

15) Welche Aussage(n) ist/sind richtig?

Folgende Organe werden venös über die Pfortader drainiert:

a) Magen
b) Nabelvenen
c) Niere
d) Dünndarm
e) Milz

A) nur d und e sind richtig
B) nur a, b, d, und e sind richtig
C) nur a, d, und e sind richtig
D) nur a, b und d sind richtig
E) alle Antworten sind richtig

Antwort:

✘ Lösung C.

Die **PFORTADER** enthält das Blut aus dem

- **MAGEN**,
- **DARM** und aus der
- **MILZ**, und mündet in die
  LEBER.

➡ **siehe auch Frage # 8**

a,d) Eine der Aufgaben der Leber besteht in der **KONTROLLE** der resorbierten Nahrungsbestandteile. Um diese Aufgabe wahrnehmen zu können, fließt das gesamte venöse Blut von

ORGANEN, DIE NAHRUNGSBESTANDTEILE RESORBIEREN KÖNNEN

über die Pfortader durch die Leber.

Diese Organe sind:

- unterer Ösophagus,
- Magen,
- Dünndarm und
- Dickdarm.

e) Zusätzlich gibt die **MILZ** ihr venöses Blut an die Pfortader ab. Die Milz baut Blut (Erys) ab; auch diese Abbauprodukte müssen über die Leber "entgiftet" werden.

Nach der Leberpassage strömt das gereinigte Blut über die **VV. HEPATICAE** in die **VENA CAVA INFERIOR** und damit in den Kreislauf zurück.

☞ **Merksatz:**
- **alle unpaaren Organe (Einzelorgane) des Bauchraums münden in die Pfortader.**
- **Paarige Organe münden direkt in die Hohlvene.**

b) Die **NABELVENEN** stellen eine Verbindung der Leber zur Nabelschnur während der Fetalzeit dar. Normalerweise sind diese Venen beim Erwachsenen obliteriert; sie führen **KEIN BLUT**.

verschlossen

Beim **PFORTADERHOCHDRUCK** (z.B. wegen Leberzirrhose) kann Blut aus der Pfortader zum Nabel und zu den oberflächlichen Bauchhautvenen geleitet werden. Diese Venen erweitern sich und bilden das **CAPUT MEDUSAE**.

c) Die **NIERE** gehört zu den paarigen Bauchorganen. Die Nierenvenen münden in die untere Hohlvene.

16) Welche Aussage(n) ist/sind richtig?

Herzgeräusche können entstehen ...

a) bei einer Klappenstenose.
b) bei einer Anämie.
c) bei einer Herzmuskelinsuffizienz.
d) bei Aufregung.
e) bei Pendelblut mit erhöhtem enddiastolischen Volumen.

A) nur a und c sind richtig
B) nur a, c und e sind richtig
C) nur a, b und e sind richtig
D) nur a, b und d sind richtig
E) nur a, b, d und e sind richtig

Antwort:

✘ Lösung E.

HERZGERÄUSCHE entstehen durch ungewöhnliche **WIRBELBILDUNGEN** in den Herzhohlräumen.

Dies ist der Fall ...

a) ● bei allen **KLAPPENVITIEN** (Klappenstenosen, Klappeninsuffizienzen),
● bei erhöhter **STRÖMUNGSGESCHWINDIGKEIT** des Blutes oder
b) ● bei fehlerhafter Blutzusammensetzung (erniedrigte Viskosität), wie z. B. bei einer Anämie.

d) Eine erhöhte **STRÖMUNGSGESCHWINDIGKEIT** im Herzen ist z. B. zu vermuten bei einer Pulsfrequenzerhöhung, wie
- bei **SYMPATHICOTONUS** (Aufregung),
- bei Fieber
- oder auch extern (beispielsweise haben die meisten Menschen nach Kaffeegenuß ein funktionelles **SYSTOLIKUM**).

Eine Fiebertachykardie geht ebenfalls mit einem Systolikum einher.

e) **PENDELBLUT** mit enddiastolisch erhöhtem Volumen liegt bei einer Verschlußunfähigkeit der Aortenklappe (**AORTENKLAPPENNINSUFFIZIENZ**) vor: in der Diastole, in der die Taschenklappen der Aorta geschlossen sein sollten, strömt Blut aus der Aorta wieder in den Ventrikel zurück (Pendelblut). Das erhöhte enddiastolische Volumen ist bereits der Beginn der kardialen Dekompensation.

c) Eine **MYOKARDINSUFFIZIENZ** führt in der Regel nicht zu einem Geräusch. Kennzeichen einer Herzmuskelinsuffizienz sind eher **HERZSCHMERZEN** und eine relative **TACHYKARDIE**.

☞ Wer ein gutes (geschultes) Gehör hat, kann eine Herzinsuffizienz u. a. am abgeschwächten 1. Herzton erkennen (**noch weitere klinische Zeichen suchen!**).

17) Beurteilen Sie die beiden folgenden Aussagen und die Verknüpfung:

Der Stoffaustausch in den Kapillaren erfolgt ausschließlich durch Diffusion,

weil

die Endothelien der Kapillaren nur aus einer Zellage bestehen.

A) Beide Aussagen und die Verknüpfung sind richtig
B) Nur die beiden Aussagen sind richtig
C) Nur die erste Aussage ist richtig
D) Nur die zweite Aussage ist richtig
E) Beide Aussagen sind falsch

Antwort:

✘ Lösung D.

1) Der **STOFFAUSTAUSCH** in den normalen Kapillaren erfolgt für kleinmolekulare Substanzen durch **DIFFUSION**, für größere jedoch durch **PINOZYTOSE** (aktiver Transport).

Welche Stoffe noch diffundieren und welche Stoffe aktiv transportiert werden müssen, ist organspezifisch: die **BLUT-HIRN-SCHRANKE** ist beispielsweise besonders dicht, die sog. **SINUS** (z. B. in der Leber) sind durch relativ große Poren (auch in der Basalmembran) gekennzeichnet, Sinus sind besonders durchlässig.

2) Die Kapillarendothelien entsprechen der Intima der Arterien und Venen und bestehen tatsächlich nur aus einer einzelnen Zellage.

18) Welche Herzkammer enthält sauerstoffreiches Blut?

Antwort:

✘ Die linke Herzkammer.

Das Blut fließt

von den	**HOHLVENEN**
über das	**RECHTE HERZ**
in die	**LUNGE.**

Dort wird es mit Sauerstoff angereichert (oxigeniert) und

über die	**LUNGENVENEN**
ins	**LINKE HERZ** transportiert.

☞**Siehe auch Frage # 6.**

Also enthält die linke Herzkammer sauerstoffreiches Blut.

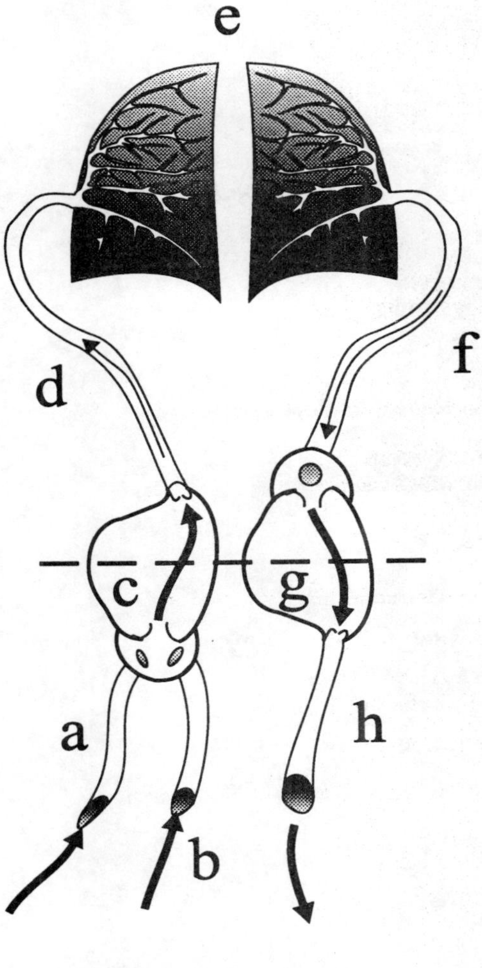

Abb. 4 Funktionelles Schema des menschlichen Lungenkreislaufs.

a = obere Hohlvene
b = untere Hohlvene
c = rechtes Herz
d = Truncus pulmonalis
e = Lunge
f = Lungenvenen
g = linkes Herz
h = Aorta

19)Was bezeichnet man als Windkesselfunktion?

Antwort:

✗ Die Windkesselfunktion der herznahen Arterien vom elastischen Typ dient dem Ausgleich der Pulswelle; sie sorgt für einen konstanten Blutstrom in der Peripherie.

Die **HERZNAHEN ARTERIEN VOM ELASTISCHEN TYP** üben die sog. **WINDKESSELFUNKTION** aus.

- Durch die Herzaktion wird während der **SYSTOLE** nicht nur eine bestimmte Blutmenge (70 ml/Schlag) ausgeworfen, sondern der Druck sorgt auch dafür, daß die elastischen Gefäßwände **GEDEHNT** werden.
- In der **DIASTOLE** entspannen sich die gedehnten Gefäßwände wieder und sorgen so dafür, daß auch in der Diastole ein **BLUTSTROM** fließt.
- Dadurch resultiert eine Umwandlung des gepulsten herznahen Blutstroms in eine kontinuierliche Strömung in der Peripherie.

Eine **EINSCHRÄNKUNG** der Windkesselfunktion ist deshalb bemerkbar an einer **DISKONTINUIERLICHEN BLUTSTRÖMUNG** in der Peripherie, was sich beim Blutdruckmessen an einer **ERHÖHTEN BLUTDRUCKAMPLITUDE** der beiden Werte bemerkbar macht (z. B. 185/80).

☞ Bei diesem Befund ist davon auszugehen, daß die Elastizität der großen Gefäße nicht mehr ausreichend ist.

➟ **ARTERIOSKLEROSE.**

20) Welche Aussage ist richtig?

A) Das Herzzeitvolumen ist eine rechnerische Größe zur Bestimmung der sogenannten Durchblutungsreserve.

B) Das Herzminutenvolumen beträgt durchschnittlich 5 l/Min.

C) Das Zeitauswurfvolumen ist rechts kleiner (ca. 25 % kleiner) als links.

D) Das Herzzeitvolumen kann kurzfristig vom Sympathicus als Schutzreflex des Herzens herabgesetzt werden.

E) Kurzfristiges Abfallen des Herzminutenvolumens kann als Schmerz empfunden werden (Sympathicusafferenz).

Antwort:

✘ Lösung B.

B) Das **HERZZEITVOLUMEN** (**HMV**) bezeichnet das Volumen, das in einer bestimmten Zeit vom Herz ausgeworfen wird.

Bei einem normalen Schlagvolumen von 70 ml und einer Frequenz in Ruhe von 70 Schlägen/ Minute ergibt sich ein ausgeworfenes Volumen von

V = 70 ml/Schlag x 70 Schläge/Minute = 4900 ml/Minute,
also ca. **5L/MINUTE**.

A) Als **DURCHBLUTUNGSRESERVE** bezeichnet man die Fähigkeit der **KORONARIEN** die Durchblutung des Herzmuskels bei Belastung zu steigern. Sie beträgt normalerweise 400 %.

C) Wenn Sie sich den Kreislauf als Schlauchsystem mit zwei funktionell getrennten, in Serie geschalteten Pumpen vorstellen,

☞ **siehe Frage # 6 und Abb. 1**

muß natürlich das **AUSWURFVOLUMEN** des rechten und linken Herzens jeweils gleich sein, sonst würde ein Stau resultieren. Lediglich die **DRUCKARBEIT** des rechten und linken Ventrikels ist unterschiedlich:

- ➡ im kleinen Kreislauf herrscht ein systolischer Druck von 25 mm Hg,
- ➡ im großen Kreislauf 120 mmHg.

Aus der unterschiedlichen **DRUCKARBEIT** ergibt sich die **UNTERSCHIEDLICHE WANDDICKE** der beiden Herzkammern.

D) Die Regulation des Herzzeitvolumens (**HMV**) steht unter vegetativer Kontrolle:

- ❒ der **SYMPATHICUS** als "Streßnerv" setzt das **HMV HINAUF**,
- ❒ der **N. VAGUS** regelt das **HMV HERUNTER**.

Die **NERVALEN SCHUTZREFLEXE** dienen der **ENTLASTUNG** des Herzens; es kommt also dem N. vagus die Hauptrolle zu.

E) Sympathische vegetative Afferenzen, d. h. Nervenimpulse zum Gehirn oder Rückenmark hin führen zwar tatsächlich **SCHMERZIMPULSE**, diese werden jedoch **AUSGELÖST** durch eine **SAUERSTOFFMINDERVERSORGUNG DES MYOKARDS**.

Ein akuter Abfall des **HMV** kann sich klinisch z. B. in einer akuten Mangelversorgung des Gehirns bemerkbar machen.

➡ Bewußtlosigkeit

➡ Synkope, Kollaps.

21) Welche Aussage(n) ist/sind richtig?

Die Lymphgefäße mit ihren Organellen haben folgende Funktionen:

a) Abtransport von großmolekularen Stoffen
b) Unterstützung des kapillaren Stoffaustauschs
c) Infektabwehr
d) Rückführung von interstitieller Flüssigkeit in den Kreislauf
e) Fettsynthese

A) nur a und c sind richtig
B) nur b, c, und d sind richtig
C) nur b, c, d und e sind richtig
D) nur a, c und d sind richtig
E) alle Aussagen sind richtig

Antwort:

✘ Lösung D.

Die **LYMPHGEFÄßE** drainieren die Gewebe ähnlich wie die **VENEN**.

d) Während die Venen aus den Kapillaren hervorgehen, bzw. deren Fortsetzung darstellen, beginnen die Lymphgefäße blind (sackähnlich) im Gewebe. Sie sammeln die Flüssigkeit, die von den Venen nicht mehr aufgenommen werden konnte und führen sie in den Kreislauf zurück.
Die **STRÖMUNGSRICHTUNG** in den Lymphgefäßen ist also gleichgerichtet mit **VENÖSER STRÖMUNG**.

a) Im Unterschied zu den Venen haben die Lymphkapillaren **GRÖßERE ÖFFNUNGEN**, so daß sie **GRÖßERE MOLEKÜLE** aufnehmen können.
Da diese Öffnungen so groß sind, daß sogar **BAKTERIEN**, bzw. **FREMDEIWEIßE** hindurchpassen, ist es notwendig, vor der Rückführung in den Kreislauf "**FILTER**" einzubauen.

c) Diese Aufgabe übernehmen die **LYMPHKNOTEN**.
Im Lymphknoten wird Körperfremdes Material abgebaut.
Der Lymphknoten ist somit ein Organ des **IMMUNSYSTEMS**.

d) Die meisten Lymphgefäße fließen im **DUCTUS THORACICUS** zusammen, der im **LINKEN VENENWINKEL** (Zusammenfluß der V. subclavia sin. und V. jugularis sin.) wieder ins Blutkreislaufsystem mündet (**Abb. 3 Frage 12**).

b) Der **KAPILLARE STOFFAUSTAUSCH** findet nur in den Kapillaren statt.
Lymphgefäße stellen ein **TRANSPORTSYSTEM** dar.

e) Die **FETTSYNTHESE** findet in der Leber, bzw. in den Darmzellen (Enterozyten) statt; lediglich der Fett**TRANSPORT** verläuft über die Lymphbahnen, da die Fette als Lipoproteine (große Gebilde!) im Blut vorliegen.

22)Was sind Purkinje-Fasern?

Antwort:

✘ Purkinje-Fasern sind ein Teil des Reizleitungssystems des Herzens.

Das Reizleitungssystem des Herzens ist für die **HERZAUTONOMIE** verantwortlich.

☞ "Herzautonomie" bedeutet, daß das Herz auch ohne die Stimulation durch Nervenimpulse schlagen kann. Die Herznerven dienen nur der Anpassung der Herzleistung an die Bedürfnisse des Körpers.

Das Reizleitungssystem besteht mikroanatomisch aus **SPEZIALISIERTEN HERZMUSKELZELLEN**.

- Spontane Depolarisationen des **SINUSKNOTENS** (an der Mündung der oberen Hohlvene gelegen)
- breiten sich über die **VORHOFMUSKULATUR**
- bis zum **AV-KNOTEN** aus (liegt im Bindegewebe zwischen Vorhof und Kammer).
- Von dort breitet sich die Erregung über das **HIS'SCHE BÜNDEL** und die Tavara-Schenkel in die beiden Kammern aus.
- Die letzte feine Auffaserung vor dem Eintritt in die Herzmuskulatur nennt man Purkinje-Fasern.

Innervation des Herzen
H. Leistung = Herzfrequenz + Kontraktionskraft wird durch mehrere Faktoren beeinflußt
sympatischer ↑ und parasympatische ⇓ Nervensystem

Kalium - Natrium-Pumpe ≙ Ruhepotential
bzw. Depolarisation
in der Zelle = Kalium Jonen ⊕ im Interstitium (Zwischenzellraum)
= Natrium-Jonen ⊕ plus andere ⊖ Jonen
K wandert aus Interstitium, Veränderung der elk. Ladung
= Ruhepotential zum Ausgleich wandert Na in Zelle
Schwachstromfluß erzeugt = Depolarisation
danach stellt Jonenpumpen wieder Ruhepotential her

Herz macht Depolarisation selbst, im Gegensatz zum Nervensystem, sie benötigen einen Reiz dazu!

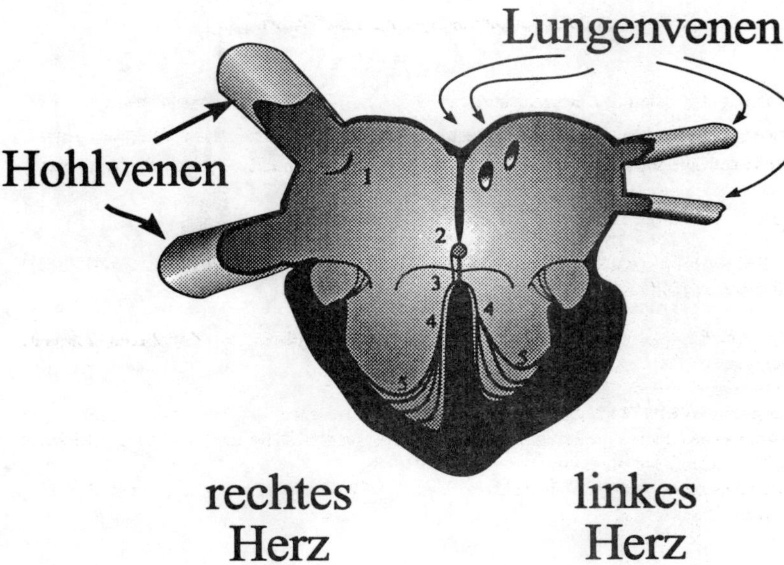

Abb. 5 Das Reizleitungssystem

1 = Sinusknoten
2 = AV-knoten
3 = His'sches Bündel
4 = Tavara - Schenkel
5 = Purkinje - Fasern

→ Ca

Calzium

Ca↑ hoch = hohe Kontraktionskraft des Herzen
Gefahr des Herzstillstandes
Wirkung über Kontraktionförderung
durch Adrenalin + Noradrenalin
+ Herzglykoside helfen bei Ca-eintrom
in Herzzellen

↓ Kontraindikation
Pat. mit Herzglykoside kein Ca-Infusion

Ca↓ ≙ niedrige Kontraktionskraft des Herzens

Herzglykoside = Herzmedikamente Digitalis
(Stroptantin)
Lanitop
Ginso, Weißdorn

23) Was ist ein Pulsdefizit?

Antwort:

✘ Ein Pulsdefizit liegt vor, wenn der peripher tastbare Puls weniger Schläge pro Minute beträgt als Herzaktionen pro Minute vorliegen.

Bei der Auskultation des Herzens tastet man immer gleichzeitig den Puls, am besten an der Arteria radialis.

☞ Wenn man mehr Herzaktionen hört als fühlt liegt ein Pulsdefizit vor.
Ein **PULSDEFIZIT** ist ein ernster Befund!

Wenn mehr **HERZAKTIONEN** (Herzschläge) im gleichen Zeitraum vorliegen als tastbare **PULSWELLEN**, müssen verschiedenen Herzaktionen **HÄMODYNAMISCH UNWIRKSAM** gewesen sein, d. h. nicht zu einem effektiven Blutstrom in die Peripherie geführt haben = **FRUSTRANE HERZKONTRAKTION.**

Dies kann der Fall sein,

➡ wenn die **FÜLLUNGSZEIT** (Diastole) **ZU KURZ** war, oder

➡ wenn die **VORHOFAKTION** nicht auf die **KAMMERAKTION** abgestimmt war.

Bei einem Pulsdefizit kann man also davon ausgehen, daß die **REIZBILDUNG UND -LEITUNG** nicht mehr richtig funktioniert.

☞ Pulsdefizit kommt vor bei **RHYTMUSSTÖRUNGEN** wie z.B.

- dem **AV-BLOCK** ➡Vorhöfe und Kammern arbeiten jeweils unabhängig voneinander, oder
- **VORHOFFLIMMERN.**

▼ Meist liegt bei Rhythmusstörungen eine **KORONARINSUFFIZIENZ (KORONARSKLEROSE)** zugrunde. Patienten mit Herzrhythmusstörungen gehören in fachärztliche Behandlung.
ES BESTEHT HERZINFARKTGEFAHR!
Vom Patienten selbst wird ein Pulsdefizit in der Regel **NICHT** bemerkt.

24) Beschreiben Sie die Auskultationsstellen der Herzklappen!

Antwort:

- ✘ Die Auskultationsstelle der Trikuspidalklappe ist im 4. ICR links und rechts parasternal;
- ✘ die Auskultationsstelle der Pulmonalklappe ist im 2. ICR links parasternal;
- ✘ die Auskultationsstelle der Mitralklappe ist an der Herzspitze, meist im 5. ICR links medioclavicular;
- ✘ die Auskultationsstelle der Aortenklappe ist im 2. ICR rechts parasternal.

Die **AUSKULTATIONSSTELLEN** der Herzklappen sind nicht identisch mit ihrer anatomischen Lage. Der Blutstrom trägt die entstehenden Geräusche mit sich fort, und die Resonanzfähigkeit des jeweiligen umgebenden Gewebes ist ebenfalls unterschiedlich.

☞ **siehe auch Frage # 50**

Die Geräusche der beiden **TASCHENKLAPPEN** projizieren sich **NEBEN DAS BRUSTBEIN** (parasternal) in den **2. INTERKOSTALRAUM.**

- Die Aortenklappe nach rechts:
  die Aorta ascendens beschreibt nach ihrem Entspringen aus dem linken Ventrikel zunächst einen Bogen nach rechts.

- Die **PULMONALKLAPPE** kann man links abhören.

☞ Zum Verlauf der Arterien siehe auch Anatomieatlanten!

- Die **TRIKUSPIDALKLAPPE** hört man neben dem Brustbein im **4. INTERKOSTALRAUM.**

- Die **MITRALKLAPPE** an der, vorher zu palpierenden oder perkutierenden **HERZSPITZE.**

(Pathologische) Geräusche einer Herzklappe sind an dem betreffenden Klappenauskultationspunkt **AM LAUTESTEN** zu hören.

☞ Für die praktische Durchführung ertastet man das Schlüsselbein; darunter, nicht palpierbar (tastbar), befindet sich der 1. ICR. Der erste, tastbare Zwischenrippenraum ist also der 2. ICR.

25) Wie läßt sich ohne Zuhilfenahme von Technik ein Eindruck von der Form und Größe des Herzens gewinnen?

Antwort:

✗ Durch Palpation und Perkussion.

- Durch die **PALPATION** läßt sich in der Regel beim Normalgewichtigen der **HERZSPITZENSTOß** feststellen.
  Die Herzspitze ist sehr beweglich; sie wird bei jeder Kontraktion in einer schraubenförmigen Bewegung gegen die Brustwand geworfen.
  Am deutlichsten wird der Herzspitzenstoß tastbar, wenn der Patient den Oberkörper im Sitzen leicht nach vorne beugt. Der Ort des Herzspitzenstoßes stellt quasi den, am weitesten **LINKS** gelegenen Teil des Herzens dar.

- Die **PERKUSSION** gibt einen Überblick über die Herzgröße.
  Man perkutiert rechts medioklavicular nach kaudal, um die Leber-Lungen-Grenze feststellen zu können.
  1 Querfinger über dieser, als waagerecht anzunehmenden Linie perkutiert man nach links bis in die Axillarlinie und merkt sich die Herz-Lungen-Grenze.
  Die nächste Perkussionslinie ist parallel dazu (waagerecht) und etwa 2 QF über der ersten, usw.

☞ Eine **HERZVERGRÖßERUNG** liegt dann sicher vor, wenn die perkutierte Herzbreite mehr als die Hälfte des Abstandes der rechten und linken Axillarlinie beträgt (Thoraxdurchmesser).

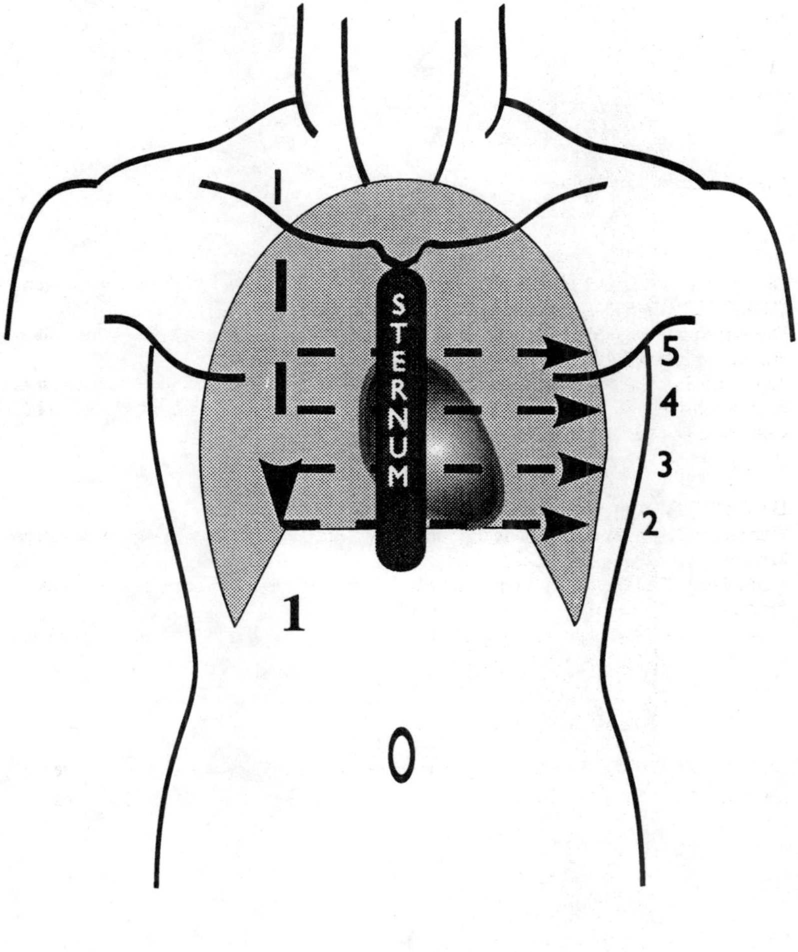

Abb. 6 Technik der Herzperkussion

1 = 1. Perkussionslinie
2 = 2. Perkussionslinie
3 = 3. Perkussionslinie etc.

26) Welche Arterie führt venöses Blut?

Antwort:

✘ Der Truncus pulmonalis.

☞ Erinnern Sie sich:

Arterien
sind alle die Gefäße, die
Blut vom Herz weg
transportieren.

Der Begriff **VENÖSES BLUT** ist sehr ungenau und sollte eigentlich nicht mehr verwendet werden.

Gemeint ist hierbei **SAUERSTOFFARMES BLUT**.

Aus der rechten Herzkammer transportiert die **ARTERIA PULMONALIS** (oder Truncus pulmonalis genannt) sauerstoffarmes Blut in die Lunge.

In der Lunge erfolgt der **GASAUSTAUSCH**. Lungenvenen transportieren das sauerstoffreiche Blut in den linken Vorhof.

☞ **siehe auch Frage # 18 Abb. 4**

27) Welche Antwort ist falsch?

A) Eine Extrasystole ist eine, außerhalb des normalen Rhythmus einfallende Herzaktion.

B) Extrasystolen können überall im Reizleitungssystem und im Myokard ihren Ausgang nehmen.

C) Supraventrikuläre Extrasystolen entstehen in der Kammermuskulatur.

D) Extrasystolen werden manchmal vom Patienten als "Stolpern" beschrieben.

E) Die Diagnose "Extrasystolie" erfordert immer eine fachärztliche Abklärung.

Antwort:

✘ Lösung C.

A) **EXTRASYSTOLEN** sind **SYSTOLEN**, also Herzaktionen, die außer der Reihe (**EXTRA**) auftreten.
Sie sind durch **PULSUNREGELMÄßIGKEITEN** relativ einfach festzustellen.
Manchmal fallen diese Extraschläge in einem Zweier- oder Dreierrhythmus ein

➡ **BIGEMINUS** oder **TRIGEMINUS**, d.h. jeder zweite, bzw. jeder dritte Herzton ist eine Extrasystole. Meist folgt auf eine Extrasystole eine kompensatorische Pause, so daß der Puls "regelmäßig unregelmäßig" wird.

Bei einer Feststellung von Extrasystolen muß immer ein **EKG** geschrieben werden, um feststellen zu können, wo das **ZENTRUM** der Erregungsbildung liegt.

B) Alle Strukturen des Herzens sind prinzipiell zur Erregungsbildung fähig; sowohl Teile des Reizleitungssystems als auch das Myokard.

C) ➡ Liegt das Zentrum der Erregungsbildung über dem Ventrikel (im Vorhof oder im Sinusknoten), so spricht man von **SUPRAVENTRIKULÄREN EXTRASYSTOLEN**,

➡ liegt es in der Kammer, spricht man von **VENTRIKULÄREN EXTRASYSTOLEN**.

E) Ventrikuläre Extrasystolen können in ein **KAMMERFLIMMERN** oder -**FLATTERN** übergehen, bzw. kann sich ein Herzinfarkt durch Serien von Extrasystolen ankündigen.

▼ Sie müssen daher umgehend fachärztlich behandelt werden (lebensgefährlich).

D) Manchmal spüren die Patienten einen einfallenden Extraschlag^, bzw. die kompensatorische Pause danach, und beschreiben es als "**HERZSTOLPERN**" (nicht schmerzhaft).

28) Beschreiben Sie die Lage des Herzens!

Antwort:

✘ Das Herz ist etwa faustgroß und liegt im Thorax. Das Organ selbst ist von einem zweiblättrigen Herzbeutel umhüllt; die Herzspitze liegt dem Zwerchfell auf, Lungengewebe umgibt das Herz.

Das **HERZ** vergleicht man mit einer, auf der Seite liegenden Pyramide.

- An der **HERZBASIS** (der "Unterseite" der Pyramide) befinden sich die großen **GEFÄßE**. Diese Herzbasis befindet sich etwa in der Mitte des Thoraxraumes.

- Die Spitze dieser gekippten Pyramide (Herzspitze) zeigt nach vorne links und etwas nach abwärts.
  Die **HERZSPITZE**, sowie Teile der einen Seite der Pyramide (linker Ventrikel) liegen dem Zwerchfell auf.
  Bei Kontraktionen (Systole) hebt sich die Herzspitze und schlägt gegen die Rippen, bzw. die Thoraxwand

➡ der Herzspitzenstoß (tastbar)

- Auf der Vorderseite und oberhalb des Herzens liegt beim Kind der **THYMUS**, beim Erwachsenen ein Fettkörper.

- An der Hinterseite des Herzens liegt der **ÖSOPHAGUS** (mit N. vagus und N. phrenius).

- Oberhalb des Herzens liegen die großen Gefäße und der Lungenhilus.

- Umgeben ist das Herz von einem zweiblättrigen **HERZBEUTEL** (Perikard).
  Rechts und links liegt die Pleura der Lungen dem **HERZBEUTEL** an.

Die anatomische **VENTILEBENE** (die Ebene der Klappen) projiziert sich etwa auf den 3./4. ICR links parasternal (individuell unterschiedlich), die **HERZSPITZE** etwa auf den 5. ICR links medioclavicular.

29) Beurteilen Sie die beiden Aussagen und die Verknüpfung:

Arterien und Venen haben histologisch prinzipiell den gleichen Aufbau,

weil

Arterien, Venen und Kapillaren immer aus einer Intima, Media und Adventitia bestehen.

A) Beide Aussagen und die Verknüpfung sind richtig.
B) Nur beide Aussagen sind richtig.
C) Nur die erste Aussage ist richtig.
D) Nur die zweite Aussage ist richtig.
E) Keine Aussage ist richtig.

Antwort:

✘ Lösung C.

Arterien und Venen bestehen aus 3 histologisch unterscheidbaren Schichten:

- einer sehr glatten Innenschicht, der **INTIMA,**
- einer Muskelschicht (glatte Muskulatur), der **MEDIA**
- und Bindegewebsschicht außen **ADVENTITIA** .

Bei den **ARTERIEN** ist die **MEDIA** stark ausgeprägt; je nach dem Gehalt an elastischen Fasern unterscheidet man ...

- Arterien vom **ELASTISCHEN TYP** (herznah) und
- Arterien vom **MUSKULÄREN TYP** (in der Peripherie).

☞ **siehe auch Frage # 19 →** *"Windkesselfunktion"*

Die **KAPILLAREN** besitzen in der Regel **KEINE MEDIA**; sie bestehen im wesentlichen aus dem **INTIMASCHLAUCH** (= **ENDOTHEL**) und wenig **ADVENTITIA**. Sie dienen dem Stoffaustausch; deshalb muß die zu überwindende Diffusionsstrecke so klein wie möglich sein, d. h. die Kapillarwände so dünn wie möglich.

Die **VENEN** haben eine dünnere Media, aber **INTIMADUPLIKATUREN** in Form von den **VENENKLAPPEN** um einen gerichteten Blutstrom **HERZWÄRTS** zu ermöglichen.
Herznahe Venen besitzen eine starke Adventitia, um das Lumen während der Diastole
➡ Sog! offen zu halten.

30) Welche Aussage(n) ist/sind richtig?

a) Endarterien haben anatomisch keine Kollateralen.
b) Ein plötzlicher Verschluß von Endarterien führt zum Infarkt.
c) Die Herzkranzgefäße und Nierengefäße sind Endarterien.
d) Auch bei allmählichem Verschluß einer Endarterie bilden sich keine Kollateralen aus.
e) Diabetes mellitus setzt die prozentuale Neubildung von Endarterien herauf.

A) Nur a, b und e sind richtig.
B) Nur a, b und c sind richtig.
C) Nur c und e sind richtig.
D) Nur a, b, c und e sind richtig.
E) Alle Aussagen sind richtig.

Antwort:

✘ Lösung B.

a) **ENDARTERIEN** haben, im Gegensatz zu den sogenannten **NETZARTERIEN**, **KEINE KOLLATERALEN**, d. h. eine Arterie versorgt **ALLEINE** eine bestimmtes Gebiet.

b) Bei Ausfall dieser Arterien findet eine **AKUTE DURCHBLUTUNGSSTÖRUNG** mit Sauerstoffmangel und - nach einiger Zeit - mit **GEWEBSUNTERGANG** statt:

➡ der Infarkt.

c) Beispiele für Organe mit Endarterien sind:

- Herz (Koronarien),
- Darm,
- Lunge,
- Milz,
- Niere,
- Gehirn,
- Retina (Augenhintergrund).

d) Glücklicherweise hat man herausgefunden, daß bei einem **ALLMÄHLICHEN VERSCHLUß** einer Endarterien der Körper zum Teil in der Lage ist, **KOLLATERALE** zu bilden. Bei einem Verschluß dieser "unterstützten" Endarterien kommt es nicht zum Gewebsuntergang;

☞ also kein Infarkt.

Die Kollateralenbildung wird allgemein angeregt durch eine intermittierende, physiologische (natürliche) Belastung des betreffenden Organs.
Beim Herz hieße dies z.B. regelmäßig 2 - 3 mal wöchentlich **SPORT** treiben (Sport senkt außerdem den Cholesterinspiegel).

e) **DIABETES** hat auf die Durchblutung und Gefäßneubildung allgemein einen **UNGÜNSTIGEN** Effekt. Durch Ablagerungen in den Gefäßen kommt es zu **MINDERVERSORGUNGEN** von Organen. Eine Neubildung von Endarterien wird durch Diabetes leider nicht induziert.

31) Welche Aussage(n) ist/sind richtig?

a) Die Lymphgefäße enthalten Plasma, Eiweiße und Lymphozyten.
b) Die Lymphgefäße haben eine glatte Muskulatur und eine Eigenmotorik.
c) Die Lymphgefäße haben wie die Venen Klappen.
d) Bevor die Lymphe dem Blutkreislauf wieder zugeführt wird, wird sie durch Lymphknoten gefiltert.
e) Der größte Lymphgang ist der Ductus thoracicus; er mündet im linken Venenwinkel.

A) Nur a, c und d sind richtig.
B) Nur a, c und e sind richtig.
C) Nur a, b, c und d sind richtig.
D) Nur c, d und e sind richtig.
E) Alle Aussagen sind richtig.

Antwort:

✘ Lösung E.

Lymphgefäße bestehen aus drei Schichten:

- **INTIMA**,
- **MEDIA** und
- **ADVENTITIA**.

c) Wie bei den Venen bildet die **INTIMA** bei den mittleren Lymphgefäßen (den **LEITGEFÄßEN**) Klappen aus um den **FLÜSSIGKEITSTRANSPORT** zu unterstützen.

b) Die **MEDIA** besteht aus **GLATTEN MUSKELZELLEN** und kann, im Gegensatz zur venösen Media, eine **EIGENMOTORIK** entwickeln.
Die größeren Lymphgefäße (sie heißen **TRANSPORTGEFÄßE**) können einen **SOG** aufbauen durch automatische Pumpmechanismen.
Dadurch sind die Lymphgefäße weitestgehend unabhängig von der Gelenk-Muskel Pumpe

a) Die Aufgabe der Lymphgefäße ist der Rücktransport aller Stoffe, die von den Venen nicht erfaßt worden sind:

➡ **EIWEIßE** und andere **GROßMOLEKULARE STOFFE, HORMONE** etc. und **PLASMA**.

d) Am Zusammenfluß von Transportgefäßen befinden sich **LYMPHKNOTEN**, die eine **FILTERSTATION** darstellen und im Dienst der körpereigenen **ABWEHR** stehen.

a) Nach der Passage des Lymphknotens enthält die Lymphflüssigkeit auch noch **LYMPHOZYTEN**.

e) Das größte Lymphgefäß ist der **DUCTUS THORACICUS**; er ist etwa bleistiftdick.
Er läuft parallel zur Wirbelsäule und mündet im **LINKEN OBEREN VENENWINKEL** im Zusammenfluß der V. jugularis int. und der V. subclavia sin.

32) Beurteilen Sie die beiden Aussagen und die Verknüpfung.

Arteriolen können die Durchblutung eines Gewebes regeln,

weil

Arteriolen Rezeptoren haben für Sauerstoff, Kohlendioxid, Wärme und für Hormone.

A) Beide Aussagen und die Verknüpfung sind richtig.
B) Beide Aussagen sind richtig.
C) Nur die erste Aussage ist richtig.
D) Nur die zweite Aussage ist richtig.
E) Keine Aussage ist richtig.

Antwort:

✘ Lösung A.

ARTERIOLEN sind kleine Arterien mit einem Durchmesser unter 0,5 mm.

Sie sind die sog. **WIDERSTANDSREGLER** des Blutgefäßystems.

Sie besitzen **SPHINCTEREN** (Schließmuskeln), die vegetativ innerviert sind und zahlreiche **REZEPTOREN** besitzen.

Eine Öffnung (**DILATATION**) bewirken:

- Histamin (wird bei Entzündungen aus Mastzellen freigesetzt),
- Kohlensäure (CO_2),
- Sauerstoffmangel,
- Wärme und
- parasympathische Innervation.

Eine **KONSTRIKTION** bewirken u. a.

- Adrenalin,
- Angiotensin II,
- Serotonin,
- Kälte.

33) Beschreiben Sie die Gelenk-Muskel-Pumpe!

Antwort:

✗ Die Gelenk-Muskel-Pumpe dient dem venösen Rückstrom des Blutes entgegen der Schwerkraft.

Bei einer Muskelanspannung oder einer Bewegung des Gelenks wird die Vene komprimiert, und die Blutsäule im Innern der Vene verschiebt sich. Durch die Venenklappen ist die einzig mögliche Richtung herzwärts.
Die Gelenk-Muskel-Pumpe ist vor allem in den Beinen wirksam.

- Die **MUSKELPUMPE**:

bei einer Kontraktion verdickt sich der Muskel. Vorausgesetzt es ist ein intaktes Widerlager da (straffe Haut, ein weiterer Muskel oder Knochen), so wird die Vene komprimiert.
Weiterhin vorausgesetzt, die Venenklappen distal des Muskels halten dem Druck stand, so resultiert durch die Muskelkontraktion eine **HERZWÄRTS** gerichtete Blutströmung.

- Die **GELENKPUMPE**:

bei intakter, elastischer Haut werden die Venen auf der Außenseite eines Gelenks bei Bewegungen ebenfalls komprimiert und es resultiert normalerweise ein **HERZWÄRTS** gerichteter Blutstrom.

Die Situation speziell am Bein:

Man unterscheidet ein ❐ tiefes und ein
❍ oberflächliches Venensystem.

❐ Das tiefe Venensystem liegt zwischen Muskel und Knochen,
❍ das oberflächliche Venensystem liegt zwischen Muskel und Haut.

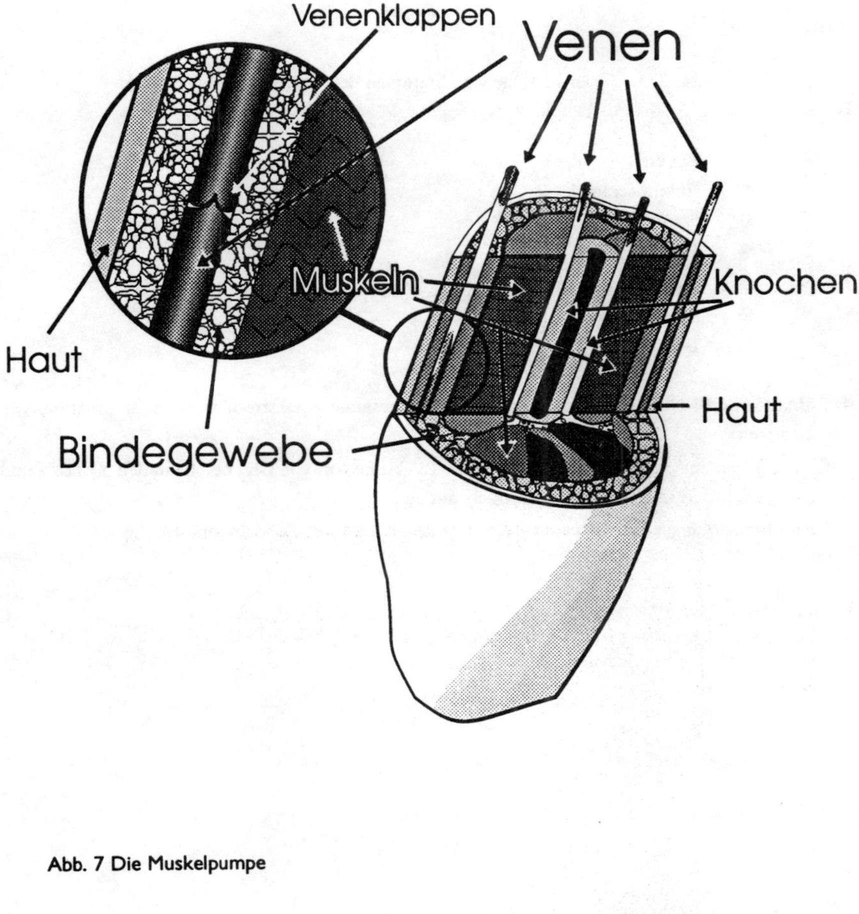

Abb. 7 Die Muskelpumpe

In den **TIEFEN VENEN** ist der Rückstrom in der Regel **BESSER** gewährleistet als in den oberflächlichen Venen.
Die Haut verliert im Alter ihre elastischen Fasern und kann der Gelenk- und Muskelpumpe kein ausreichendes Widerlager mehr bieten. Deshalb kommt es leichter zu Stauungen der **HAUTVENEN** als der tiefen Venen.
Im Normalfall leiten deshalb auch die Vv. communicantes (Vv. perforantes) das Blut aus den oberflächlichen **HAUTVENEN** in die tiefen Beinvenen.

Am Bein unterscheidet man verschiedene Stationen der Gelenk-Muskel-Pumpe:

- Zehen
- Fußmuskeln
- Sprunggelenk;
- Waden;
- Kniegelenk;
- Oberschenkel;
- Leiste.

☞ Beim Ausfall einer einzigen Station kann der gesamte Rückstrom nicht mehr funktionieren (Varizen)!

☞ Bitte beachten Sie, daß ein intakter venöser Rücktransport von Blut bereits in den **ZEHEN** und nicht erst im Bereich des Wadenmuskels anfängt!

✚ Die Behandlung von "schweren Beinen" beginnt also mit Zehengymnastik.

34) Welche Aussage(n) ist/sind richtig?

a) Das Herzohr entspringt aus der Herzkammer und dient als Füllungsreserve.
b) Das Kammerseptum enthält die Fossa ovalis (Foramen ovale).
c) Die Mitralklappe sitzt zwischen rechtem Vorhof und rechter Kammer.
d) Die Papillarmuskeln dienen der Herzbefestigung an der Herzbasis.
e) Die Pulmonal- und die Aortenklappe sind Taschenklappen.

A) Nur a, b und e sind richtig.
B) Nur b, c und e sind richtig.
C) Nur c und e sind richtig.
D) Nur e ist richtig.
E) Nur b, d und e sind richtig.

Antwort:

✘ Lösung D.

a) Die **HERZOHREN** sind Ausstülpungen der **VORHÖFE**. Ihre genaue Funktion ist unbekannt. Vermutlich sind sie an der hormonellen Regelung der Herzleistung (ANH-Sekretion?) beteiligt.

b) Das **FORAMEN OVALE** ist eine fetale Verbindung der beiden **VORHÖFE**. Da der Druck im Lungenkreislauf bei nicht entfalteter Lunge groß ist, fließt das Blut den Weg des geringeren Widerstandes: anstatt vom **RECHTEN VORHOF** in die rechte Kammer fließt es in den **LINKEN VORHOF**. Nach der Geburt sinkt durch die Entfaltung der Lungenbläschen der Druck im kleinen Kreislauf, so daß der Weg des geringeren Widerstands jetzt vom rechten Vorhof in den rechten Ventrikel führt und sich das Foramen ovale automatisch verschließt.

☞ Beachten Sie bitte: das Foramen ovale ist nur in 75 % der Fälle beim Erwachsenen tatsächlich verwachsen, d. h. anatomisch fest verschlossen.

➠ **siehe Frage # 67**

c) Die **MITRALKLAPPE** sitzt zwischen dem **LINKEN VORHOF** und der **LINKEN KAMMER**. Sie ist eine zweizipflige Segelklappe und sieht aus wie eine Mitra

➠ "Mitralklappe".

d) Die **PAPILLARMUSKELN** dienen dem zeitgerechten **VERSCHLUß DER SEGELKLAPPEN**. Von den Klappen gehen Sehnenfäden aus, die auf die Papillarmuskeln übergehen.
Jedes Segel hat einen Papillarmuskel (manchmal auch noch zusätzliche), so daß die

rechte Herzkammer	**3** Papillarmuskeln	➠	**TRI**cuspidalklappe,
die			
linke Herzkammer	**2** Papillarmuskeln hat.	➠	**BI**cuspidalklappe (oder Mitralklappe)

Die **BEFESTIGUNG** des Herzens ist am sog. **GEFÄßKREUZ**. Das bedeutete, das Herz hängt praktisch frei an den großen Gefäßen (sonst wäre eine Kontraktion nicht möglich!). Lediglich der **HERZBEUTEL** ist am Zwerchfell angewachsen.

➠ **siehe Frage # 51**

e) **AORTEN-** und **PULMONALKLAPPE** stellen anatomisch 3-teilige **TASCHENKLAPPEN** dar, d. h. jedes der 3 Teile sieht wie eine (Beutel-)Tasche aus (ähnlich wie die Venenklappen).

35) Welche Wirkung hat der Sympathicus im Herz-Kreislauf-System?

Antwort:

✘ Der Sympathicus hat eine anregende Wirkung auf die Herztätigkeit und steigert den Blutdruck.

Der Sympathicus steigert am Herzen

- die Schlagfrequenz,
- die Kraft des einzelnen Schlages
- und sorgt für eine schnellere elektrische Leitung der, im Sinusknoten entstehenden Impulse.

Außerdem verengt der Sympathicus die meisten peripheren Arteriolen, so daß der **BLUTDRUCK**, gemessen an der A. brachialis, ansteigt. Die Durchblutung der meisten peripheren Kapillargebiete wird also vermindert.

Die Kapillargebiete der Skelettmuskulatur werden im Gegensatz dazu erweitert.

➡ Das bedeutet, der Sympathicus bewirkt eine **UMVERTEILUNG** des zirkulierenden Blutes.

36) Beurteilen Sie die beiden Aussagen und die Verknüpfung!

Die Muskulatur des Herzens gleicht im Aufbau exakt der des Skelettmuskels,

weil

Herzmuskulatur und Skelettmuskulatur im Mikroskop eine Querstreifung aufweisen.

A) Beide Aussagen und die Verknüpfung sind richtig.
B) Nur beide Aussagen sind richtig.
C) Nur Aussage 1 ist richtig.
D) Nur Aussage 2 ist richtig.
E) Keine Aussage ist richtig.

Antwort:

✘ Lösung D.

Die **HERZMUSKULATUR** stellt histologisch quasi ein **ZWISCHENSTADIUM** zwischen der glatten Muskulatur und der Skelettmuskulatur dar.

Herz- und Skelettmuskulatur weisen eine **QUERSTREIFUNG** auf (was auf eine große Regelmäßigkeit in der Anordnung der Aktin-Myosin-Filamente hinweist).

➡ **Aussage 2 ist richtig.**

- Im Unterschied zum Skelettmuskel sind aber die Zellen des Herzmuskels nicht sehr lang: die **ZELLGRENZEN** sind an den sog. **GLANZSTREIFEN** erkennbar.
- Des weiteren können sich Herzmuskelzellen verzweigen.

Beides, Glanzstreifen und **VERZWEIGUNGEN** kommen im Skelettmuskel nicht vor.

➡ **Somit ist Aussage 1 falsch.**

Als **PHYSIOLOGISCHE BESONDERHEIT** strömen bei einer Depolarisation nicht nur Na- und K-Ionen durch die Membran, sondern zusätzlich noch **CA-IONEN**. Dieser Einstrom sorgt dafür, daß der Herzmuskel **KEINEN** Tetanus (**KRAMPF, DAUERKONTRAKTION**) entwikkeln kann.

☞ Näheres siehe Physiologie-Lehrbücher

37) Beurteilen Sie die beiden Aussagen und die Verknüpfung!

Die Koronarien wachsen bei einer Herzhypertrophie nicht mit,

deshalb

ist ab einem bestimmten Herzgewicht (500 gr.) mit Angina pectoris zu rechnen.

A) Beide Aussagen und die Verknüpfung sind richtig.
B) Nur beide Aussagen sind richtig.
C) Nur Aussage 1 ist richtig.
D) Nur Aussage 2 ist richtig.
E) Keine Aussage ist richtig.

Antwort:

✘ Lösung A.

Bei einer **CHRONISCHEN HERZBELASTUNG** vergrößern sich die Herzmuskelzellen.
➡ **HYPERTROPHIE**

Da die Gefäßneubildung dadurch **NICHT** stimuliert wird, kommt es ab einem **KRITISCHEN HERZGEWICHT** von 500 gr. zu **DURCHBLUTUNGSSTÖRUNGEN** des Myokards.

Sauerstoffmangel im Myokard ist schmerzhaft und unter dem Namen **ANGINA PECTORIS** bekannt.

☞ Übrigens: diese Form der Herz- bzw. Koronarfunktionsstörung wird nie durch übermäßigen Sport, etc. hervorgerufen, sondern ist immer Resultat einer **UNGÜNSTIGEN HÄMODYNAMIK.**

- Klappenfehler (z. B. Aortenstenose),
- erhöhter peripherer Widerstand (= Hypertonie),
- Anämie, usw.

38) Welche Aussage(n) sind richtig?

a) Das EKG gibt Auskunft über die muskuläre Herzaktion.
b) Die P-Welle stellt die Vorhofkontraktion dar.
c) Die Ableitungen nach Einthoven lassen auf die anatomische Lage des Herzens im Körper (Herzachse) schließen.
d) Diagnosen wie Extrasystolen, atopische Erregungsbildung, AV-Block sind durch das EKG zu stellen.
e) Durch das EKG kann man, bei geeigneter Versuchsanordnung, die Belastungsfähigkeit des Herzens testen.

A) Nur a, c und e sind richtig.
B) Nur b, c und d sind richtig.
C) Nur c, d und e sind richtig.
D) Nur a, b und e sind richtig.
E) Alle Aussagen sind richtig.

Antwort:

✘ Lösung C.

Das Elektrokardiogramm ist eine Darstellung des Erregungsablaufes im Herzen.

a) Demzufolge sind über das EKG nur Aussagen über den **ERREGUNGSABLAUF**, nicht über die **MUSKELKONTRAKTION** möglich.

b) Die P-Welle stellt also nur die **AUSBREITUNG** der Erregung über die Vorhöfe dar, nicht die Kontraktion.

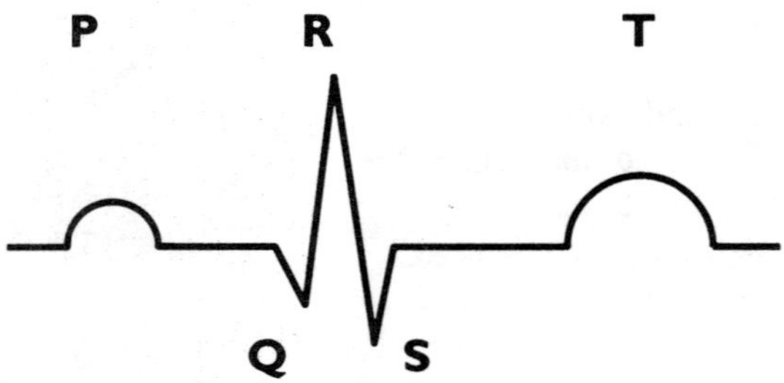

Abb. 8 das EKG

P = Vorhoferregung
QRS = Kammerkomplex
T = Erregungsrückbildung

c) In den Ableitungen nach **EINTHOVEN** (I, II, III) entspricht diejenige Ableitung der anatomischen Herzachse, bei der der größte **R-AUSSCHLAG** nachweisbar ist:

- **ABLEITUNG I** mißt die Spannungsdifferenz zwischen rechten und linken Arm; die größte R-Zacke in dieser Ableitung würde einem waagrecht gestellten Herz entsprechen (erwartungsgemäß bei Adipositas, ansonsten Linkshypertrophie abklären).
- **ABLEITUNG II** mißt die Spannungsdifferenz zwischen linken Fuß und rechten Arm; das größte R in II entspricht dem Normalbefund.
- **ABLEITUNG III** mißt die Spannungsdifferenz zwischen linken Arm und linken Fuß; ein großes R in III entspricht einem steil gestellten Herz (sehr magere Patienten, Rechtshypertrophie).

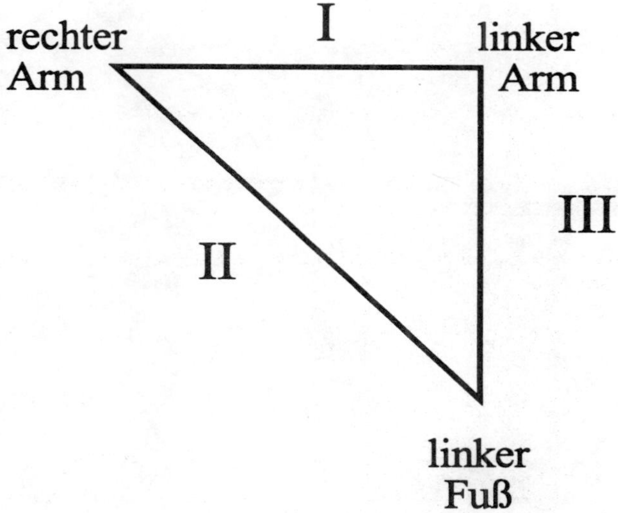

Abb. 9 das Einthoven-Dreieck

d) **EXTRASYSTOLEN** sind **ZUSÄTZLICHE** Schläge, die in den normalen Rhythmus einfallen. Man erkennt im EKG den **HERKUNFTSORT** und die **AUSBREITUNG** der zusätzlichen elektrischen Erregung.
Man unterscheidet Extrasystolen, die oberhalb des Ventrikels (= im Vorhof) entstehen "**SUPRAVENTRIKULÄRE EXTRASYSTOLEN**" und solche, die im Ventrikel entstehen "**VENTRIKULÄRE EXTRASYSTOLEN**". Ventrikuläre Extrasystolen sind gefährlicher.
➡ Kammerflimmern.

Eine **ATOPISCHE** Erregungsbildung bezeichnet eine Erregung, die nicht von der üblichen Stelle ausgeht (z. B. Entstehung im Kammermyokard anstatt im Sinusknoten).

Beim sog. **AV-BLOCK** ist der AV-Knoten für elektrische Erregung nur eingeschränkt oder nicht mehr passierbar. Das kann z. B. dazu führen, daß sich die Vorhöfe und die Kammern völlig unabhängig voneinander kontrahieren.

e) Bei geeigneter Versuchsanordnung, d. h. im **BELASTUNGS-EKG** kann man testen, ob auch unter Belastung die **ERREGUNGSAUSBREITUNG** noch in Ordnung ist.
Hierbei ist die ST-Strecke ausschlaggebend.

39) Welche Aussage(n) ist/sind richtig?

a) Vorhofflattern führt häufig zu funktionellen Herzstillständen.
b) Vorhofflattern wird in der Regel vom Patienten selbst nicht wahrgenommen.
c) Kammerflattern wird vom Patienten selbst nicht bemerkt.
d) Vorhofflattern ist am Puls eventuell bemerkbar.
e) Vorhofflimmern kann arterielle Embolien induzieren.

A) Nur b, d und e sind richtig.
B) Nur a, d und e sind richtig.
C) Nur a, b, d und e sind richtig.
D) Nur b und e sind richtig.
E) Alle Aussagen sind richtig.

Antwort:

✘ Lösung A.

VORHOFFLATTERN beschreibt eine Schlagfrequenz der Vorhöfe von 220 bis 350 Schläge pro Minute.
Es handelt sich dabei eher um eine Art Zittern, als um eine gerichtete Aktion.

a) Normalerweise blockiert der **AV-KNOTEN** die Erregungen, die vom Vorhof kommen, so daß das Vorhofflattern nicht in ein Kammerflattern übergeht; somit ist es **RELATIV** harmlos.

b) Normalerweise wird Vorhofflattern vom Patienten nicht bemerkt und ist eher ein Zufallsbefund.

d) Da der AV-Knoten beim Vorhofflattern, quasi nach "Gutdünken", einzelne Erregungen durchlassen kann, oder selbst einen eigenen Rhythmus produziert (AV-Rhythmus) sind in der Peripherie Unregelmäßigkeiten in der Pulsfrequenz festzustellen.
Eine **ARRHYTHMIE** sollte daher immer Anlaß sein, vom Facharzt ein EKG schreiben zu lassen.

c) Solange das Flattern auf den Vorhof begrenzt ist, besteht noch keine unmittelbare Lebensgefahr; beim Kammerflattern oder -flimmern kommt es jedoch zu keiner gerichteten **HERZKAMMERAKTION** mehr, und damit zu keinem hämodynamisch wirksamen Blutausstoß = Herzstillstand.

e) Beim **VORHOFFLIMMERN** ist die Schlagfrequenz der Vorhöfe so schnell, daß im Vorhof, besonders im Bereich des Herzohrs, keine Blutbewegung mehr stattfindet.
➡ Stase

Dadurch können sich **THROMBEN** bilden, die unter ungünstigen Umständen zu einer arteriellen Embolie führen können.

40) Beschreiben Sie den Carotissinusreflex!

Antwort:

✘ Der Carotissinusreflex gehört zu den Schutzreflexen des Herzens. Druckrezeptoren an der Aufzweigungsstelle der A. carotis communis in die A. carotis int. und ext. regeln bei höherem intravasalem Druck die Herztätigkeit herab.

An der Aufzweigungsstelle der A. carotis communis in der A. carotis int. und der A. carotis ext. bildet sich eine kleine Auftreibung.
Diese Auftreibung ist der **CAROTISSINUS**.

Hier sitzen **DRUCKREZEPTOREN**, die ansprechen, wenn der (Blut-)Druck einen bestimmten Wert überschritten hat. Damit lösen sie einen **VAGUSREFLEX** aus, der die Herzschlagkraft, Frequenz, etc. **HERUNTERREGELT**.

Patienten mit **HYPERSENSITIVEM CAROTISSINUS** kollabieren z. B. bei einer starken Kopfwendung.

➡ Kompression des Sinus von außen.

Die vegetative Regelung erfolgt so schnell und überschießend, daß das Herz vorübergehend völlig inaktiv ist (Synkope)

➡ kurze Bewußtlosigkeit.

41) Beschreiben Sie die Orthostaseprüfung nach Schellong!

Antwort:

✘ Der Patient liegt im entspannten Zustand auf einer Liege. Es wird Blutdruck und Puls gemessen. Dann bittet man den Patienten aufzustehen; man mißt nach dem Aufstehen mehrmals Blutdruck und Puls. Normalbefund: der systolische Wert bleibt in etwa gleich, der diastolische steigt leicht an (5 mm Hg), der Puls steigert sich um maximal 30 %.

Die **ORTHOSTASEPRÜFUNG NACH SCHELLONG** testet die Kreislaufmechanismen, die verhindern sollen, daß nach dem Aufstehen aus der Horizontallage das Blut in den Beinen versackt.
Patienten mit orthostatischen Problemen klagen über "schwarz-werden-vor-den-Augen" oder "Sternchen-sehen" nach dem Aufstehen.

☞ Zeichen einer Minderdurchblutung im Gehirn oder im Auge.

Bei einer intakten orthostatischen Regelung schließen sich nach dem Aufstehen sofort die Beinarteriolen.

➡ dadurch steigt der diastolische Blutdruck meßbar an.

Wenn dieser Regelmechanismus insuffizient ist, steigt kompensatorisch die Pulsfrequenz stark an.

An pathologischen Befunden unterscheidet man eine **HYPERSYMPATHICOTONE** und eine **HYPOSYMPATHICOTONE FEHLREGULATION**.

- ❐ **HYPERSYMPATHICOTON**: starker Anstieg der Herzfrequenz (Raucher!),
- ❐ **HYPOSYMPATHICOTON**: Abfall der systolischen und diastolischen Werte, wenig Pulsänderung.

✚ Therapie: Auftrainieren!

42) Welche Aussage(n) ist/sind richtig?

a) Schock beschreibt eine verminderte periphere Gewebeperfusion.
b) Schock geht mit zentralen Regulationsstörungen einher.
c) Schock ist bei ängstlichen Naturen häufiger.
d) Schock ist immer ein lebensbedrohlicher Zustand.
e) Bei Volumenmangelschock sind nur Herz, Lunge, Niere ausreichend durchblutet.

A) Nur a, b und d sind richtig.
B) Nur a und d sind richtig.
C) Nur b und c sind richtig.
D) Nur a, b, d und e sind richtig.
E) Alle Aussagen sind richtig.

Antwort:

✘ Lösung B.

a) **SCHOCK** ist definiert als

- **ZENTRALISATION DER DURCHBLUTUNG** und damit
- **MINDERPERFUSION** der Peripherie.

e) Im Schock (egal welcher Genese) sind nur die "wichtigen" Organe:

- **HERZ,**
- **LUNGE UND**
- **GEHIRN**

ausreichend durchblutet und damit funktionstüchtig.

b) Deshalb kommt es im Schock zunächst **NICHT** zu zentralen Symptomen wie z. B. einer Bewußtlosigkeit, sondern erst präfinal.

d) Lebensbedrohlich ist der Schockzustand insofern, da sich durch die mangelhafte Durchblutung der Peripherie viele kleine **THROMBEN** in den peripheren Gefäßen bilden, die eine spätere Perfusion unmöglich machen und zu Gewebsuntergängen führen = **DIC-SYNDROM** (disseminierte intravasale Gerinnung).

➡ z. B.**SCHOCKNIERE**

c) Der medizinische Begriff "Schock" hat nichts mit dem umgangssprachlichen Begriff zu tun (Erschrecken etc.).

Es gibt einen

- **VOLUMENMANGELSCHOCK** (bei Blutverlust, Plasmaverlust),
- **KARDIOGENEN SCHOCK** (Herzversagen),
- **NEUROGENEN SCHOCK** (Tonusverlust aller Arteriolen auf einmal = Narkosezwischenfall),
- **SEPTISCHEN SCHOCK** (= Endotoxinschock), plötzliches Freisetzen großer Menge von Endotoxin (Zellwand gramnegativer Bakterien) führt zur peripheren Gefäßdilatation,
- **ANAPHYLAKTISCHEN SCHOCK** aufgrund von Überempfindlichkeitsreaktionen.

43) Beurteilen Sie die beiden Aussagen und die Verknüpfung:

Die angeborene Aortenklappenstenose ist eine besonders gefährliche Herzklappenerkrankung,

weil

sie bei Jugendlichen zu einer chronischen Emphysembronchitis führen kann.

A) Beide Aussagen und die Verknüpfung sind richtig
B) Nur die beiden Aussagen sind richtig
C) Nur die erste Aussage ist richtig
D) Nur die zweite Aussage ist richtig
E) Beide Aussagen sind falsch

Antwort:

✘ Lösung C.

Die **ANGEBORENE AORTENKLAPPENSTENOSE** ist in der Tat eine sehr gefährliche Herzklappenerkrankung.

Der kindliche/jugendliche Organismus **KOMPENSIERT** die Störung sehr lang völlig symptomlos.
Bei körperlichen Belastungen (Leistungssport) erfolgt die Dekompensation sehr plötzlich ...
➡ der **AKUTE HERZTOD**.

☞ Die angeborenen Aortenstenose ist der Grund, warum bei Leistungsportlern vorher immer eine ärztliche Untersuchung erfolgen muß!

Bei der Aortenklappenstenose kommt es zu einer erhöhten **DRUCKBELASTUNG** des linken Ventrikels, und damit zu einer Verschiebung des **HERZSPITZENSTOßES NACH LINKS**.
Mit der Zeit kann der linke Ventrikel dilatieren und in den linken Vorhof und die Lunge durchstauen. Das dadurch entstehende Lungenödem macht sich als "bronchitische" Beschwerden bemerkbar: Hustenreiz, eventuell Auswurf.
Die Lungenbefunde verschlechtern sich im Liegen oder bei erhöhter Beanspruchung des Herzens.
Im Gegensatz zu der echten (pulmonal-bronchial bedingten) Bronchitis hört man beim Auskultieren **FEINBLASIGE RASSELGERÄUSCHE** in den basalen Lungenabschnitten und keine bronchitischen Strömungsgeräusche.

Diese "Bronchitis" mündet auch nicht in ein Emphysem (Zerstörung der Alveolarstruktur mit Rarefizierung des Gefäßskeletts) ein.
Endstadium der dekompensierten Aortenklappenstenose ist das Linksherzversagen.

44) Welche Aussage(n) ist/sind richtig ?

Venöses Blut ...

a) enthält mehr saure Metabolite als arterielles Blut.
b) hat einen niedrigeren PH-Wert als arterielles Blut.
c) fließt in der A. pulmonalis.
d) fließt zum rechten Herzen.
e) enthält durchschnittlich 15 % mehr Thrombozyten und Gerinnungsfaktoren (Thrombosen!) als arterielles Blut.

A) Alle Aussagen sind richtig.
B) Nur Aussagen a, c und d sind richtig.
C) Nur Aussagen a, b und e sind richtig.
D) Nur Aussagen a, b, c und d sind richtig.
E) Nur Aussagen c, d und e sind richtig.

Antwort:

✘ Lösung B.

a) Endprodukte des zellulären Stoffwechsels sind meist **SAURE METABOLITE**. Deshalb führen Venen, die die Stoffwechsel"schlacken" abtransportieren mehr saure Äquivalente.

b) Durch das **PUFFERSYSTEM** im Blut (Kohlensäurepuffer) wird jedoch der **pH-WERT KONSTANT** gehalten (zwischen 7,36 und 7,44). Es verschiebt sich also das **GLEICHGEWICHT** der beteiligten Säuren und Basen des Puffers und nicht der pH Wert.

☞ pH-Abweichungen hat man in der Regel nur bei schweren Lungen- oder Nierenfunktionsstörungen.

d) Das sauerstoffarme und Kohlensäure enthaltende venöse Blut strömt vom **RECHTEN HERZEN**
c) über die Arteria oder **TRUNCUS PULMONALIS** in die **LUNGE** und wird dort oxigeniert.

e) Venöses Blut enthält durchschnittlich nicht mehr Thrombozyten und Gerinnungsfaktoren; venöse Thrombenbildung wird hauptsächlich von der **STRÖMUNGSVERLANGSAMUNG** in Venen (Stase) verursacht.

45) Welche Aussage ist richtig ?

Das Herzohr ...

A) ist ein Anhängsel der linken Herzkammer.
B) hat Verbindung zum Vorhof.
C) kann bei Hypertrophie die Herzkammer funktionell behindern.
D) ist ein Thrombozytenspeicher.
E) regelt bei sympathicotoner Stoffwechsellage den Herzstoffwechsel.

Antwort:

✘ Lösung B.

(Allgemeine Anmerkung: nicht immer sind Aussagen, die viele **FREMDWÖRTER** enthalten und wissenschaftlich klingen, auch richtig!)

A,B) Das Herzohr ist eine Aussackung der **VORHÖFE** (man hat je ein rechtes und ein linkes Herzohr). Die Funktion ist weitestgehend unbekannt; man vermutet, daß Rezeptoren für die Entlastungsreflexe des Herzens im Herzohr liegen, bzw. daß das Herzohr Hormone synthetisiert, die die Wasserausscheidung in der Niere anregen,

➡ Verminderung des Blutvolumens
und damit das Herz entlasten. (ANH = atriales natridiuretisches Hormon)

D) Der Thrombozytenspeicher des Körpers ist die **MILZ**.

C) Da das Herzohr **NICHT** an der Kontraktion beteiligt ist, kann es auch nicht hypertrophieren.

E) Der Herzstoffwechsel wird vom Myokard selber, nicht von Außen geregelt.
Der Sympathicus regelt die **HERZLEISTUNG**.

46) Nennen Sie 4 Stellen, an denen der Puls zu fühlen ist!

Antwort:

✘ Herz (Herzspitze),

✘ A. Carotis (Halsschlagader, tastbar unter dem Unterkiefer),

✘ A. radialis (Daumenseite des Handgelenks),

✘ A. femoralis (in der Leistenbeuge).

Weitere Stellen sind:

- A. ulnaris (Kleinfingerseite des Handgelenks),
- A. axillaris (in der Achselhöhle),
- Bauchaorta (links vom Nabel),
- A. poplitea (in der Kniekehle),
- A. tibialis posterior (Innenseite des Fußknöchels - unter dem Gelenk),
- A. dorsalis pedis (Fußrücken, zwischen dem ersten und zweiten Zehenstrahl).

☞ Bei Routineuntersuchungen sollte:

- die **HERZSPITZE,**
- die **A. CAROTIS.**
- die **BAUCHAORTA** und die
- **A. FEMORALIS**

palpiert und auskultiert werden (Stenosegeräusche, Aortenaneurysma),und zur Kontrolle der peripheren Durchblutung die

- **A. RADIALIS,**
- **A. TIBIALIS** und die
- **A. DORSALIS** pedis

seitenvergleichend palpiert werden.

☞ Palpation und Auskultation erfordert Übung!
Also üben Sie !

47) Wo liegt beim Gesunden die Herzspitze?

Antwort:

✘ im 5. ICR links medioclavicular.

Da das Herz lediglich an der **HERZBASIS** befestigt ist, d. h. an den großen Gefäßen, ist die **HERZSPITZE** relativ frei beweglich.

☞ **siehe auch Frage # 48**

Die Beweglichkeit der Herzspitze ist nur dadurch eingeschränkt, daß der Herzbeutel (**PERIKARD**) am Zwerchfell angewachsen ist.
Daraus ergibt sich, daß sich bei Herzhypertrophie z. B. die Herzspitze **VERLAGERN** kann.

☞ Das **PRAKTISCHE VORGEHEN** bei einer Herzuntersuchung sollte deshalb immer folgendes sein:

- bevor man sich, mit dem Stethoskop bewaffnet, auf den Patienten stürzt, **INSPIZIERT** man den Thorax. Außer dem Faßthorax beim Lungenemphysem kann man eventuell schon den Herzspitzenstoß **SEHEN** (besonders bei schlanken Menschen).

- Als nächstes **PERKUTIERT** man den Thorax, um die genaue Lage der Herzspitze zu erfahren.

➡ **siehe Frage # 25, Abb. 6**

Normalerweise liegt die Herzspitze im 5. ICR links medioclavicular (auf einer Linie, die durch die Mitte der Clavicula gedacht ist); sie kann sich jedoch bei sehr schlanken leptosomen Typen mehr medial, oder bei Linksherzhypertrophie auch bedeutend weiter lateral befinden.
Ich möchte Ihnen dringend raten, die Lage der Herzspitze bei Ihren Patienten **IMMER** zu perkutieren - dann übersehen Sie nichts Wesentliches (eine Linksherzhypertrophie sollte Ihnen bei der Untersuchung immer auffallen!)

- Der nächste Schritt ist die **PALPATION**. Man ertastet mit den Mittelgliedern der Finger die Stelle, die man perkutorisch als Herzspitze erkannt hat. Normalerweise ist das ein Gebiet, das man maximal mit **2 FINGERN** gleichzeitig spüren kann. Wenn Sie den Herzspitzenstoß auf 3 oder mehr Fingern tasten können, spricht man von einem **VERBREITERTEN HERZSPITZENSTOß**

➡ Linksherzbelastung.

Erst wenn die

- Inspektion, die
- Perkussion und die
- Palpation

abgeschlossen sind, können Sie Ihr Stethoskop zum Einsatz bringen.

Wissen Sie noch die klassischen **AUSKULTATIONSPUNKTE**?

- Der Erb'sche Punkt ("Generalinformationspunkt"): 3./4. ICR li parasternal (direkt neben dem Brustbein),
- die Aortenklappe: 2. ICR re (Geräusche projizieren sich in Richtung des Blutstroms, und die Aorta macht zunächst einen kleinen Bogen nach rechts, bevor sie sich nach links hinten wendet),
- die Pulmonalklappe: 2. ICR li,
- die Trikuspidalklappe: 4. ICR re und li parasternal,
- und die Mitralklappe an der Herzspitze.

Wie Sie ja jetzt wissen, findet man die Herzspitze durch die Perkussion.

☞ Wissen Sie auch, wie man die oben aufgeführten Interkostalräume findet?

Die Clavicula liegt über dem 1. ICR. Somit ist der 1. ICR, den Sie tasten können, wenn Sie vorne entlang dem Brustbein nach unten fühlen, der anatomisch **2. ICR**.

48) Welche Aussage/n ist/sind richtig?

a) Das Perikard dient der Befestigung des Herzmuskels.
b) Das Perikard ist aus 2 Blättern aufgebaut, die durch einen kapillaren Flüssigkeitsraum getrennt sind.
c) Das Perikard geht am Hilus in die Pleura über.
d) Das Perikard geht links in die Leberkapsel über.
e) Bei Tbc kann es zu einer fibrinösen Perikarditis kommen.

A) Alle Aussagen sind richtig.
B) Nur Aussagen b und e sind richtig.
C) Nur Aussagen a und d sind richtig.
D) Nur Aussagen c und d sind richtig.
E) Nur Aussage a ist richtig.

Antwort:

✘ Lösung B.

b) Das **PERIKARD** ist der **HERZBEUTEL.**
Die Aufgabe des Herzbeutels ist die **ABGRENZUNG** zum umgebenden Gewebe, ohne das Herz in seiner Beweglichkeit einzuschränken.
Eine Einschränkung der Beweglichkeit würde z. B. zur Folge haben, daß das Herz sich in der Diastole nicht mehr so stark ausdehnen kann,

➡ Füllungsdefizit

und/oder sich in der Systole nicht mehr so stark kontrahieren kann. Deshalb muß der Herzbeutel **VERSCHIEBLICH** sein.
Wie bei allen Organen des Körpers, die formveränderlich sind, besteht die Umhüllung aus 2 **BLÄTTERN**, die sich gegeneinander verschieben können - das wird erreicht durch einen kapillären Flüssigkeitsspalt zwischen ihnen.

e) Bei einer **PERIKARDITIS** treten Flüssigkeiten zwischen die beiden Blätter (im Fall der Tbc enthält diese Flüssigkeit auch Fibrin) und es kommt zur Störung der Herzhämodynamik.
Bei einer fibrinösen Perikarditis verkleben beide Blätter des Herzbeutels miteinander.

a) Die **BEFESTIGUNG DES HERZENS** ist an den großen Gefäßen (Hohlvenen, Lungenvenen, Tr. pulmonalis, Aorta), am **GEFÄßKREUZ**, da nur so sich der Herzmuskel bei der Kontraktion **FREI VERFORMEN** kann.

c) Der Herzbeutel gehört nur zum Herz und grenzt dieses gegen Umgebungsgewebe ab. Eine Organkapsel, oder hier der Herzbeutel, soll ein **UNGESTÖRTES FUNKTIONIEREN** dieses Organs unabhängig von der Tätigkeit der Nachbarorgane ermöglichen. Deshalb ist es ein Unding, daß der Herzbeutel in die Pleura der Lunge übergehen soll.

d) Aus diesem Grund und aus der Tatsache, daß die Leber hauptsächlich rechts unter dem **ZWERCHFELL** liegt, das Herz links über dem Zwerchfell, geht das Perikard auch nicht in die Leberkapsel über.

49) Welche Aussage ist richtig?

Der folgende Meßwert sagt etwas aus über den Kontraktionszustand der Arteriolen im Körper:

A) der systolische Blutdruckwert
B) der diastolische Blutdruckwert
C) die Blutdruckamplitude
D) der TSH-Wert
E) die Herzfrequenz

Antwort:

✘ Lösung B.

A) Der **SYSTOLISCHE BLUTDRUCKWERT** ist der höchste Wert, der im Gefäßsystem auftritt. Wenn das **HERZ** über den **SYMPATHICUS** angeregt wird, verstärkt sich dessen **KONTRAKTIONSKRAFT**, und der systolische Blutdruckwert steigt. Das ist der Fall bei Aufregung, Kaffeegenuß o. ä.

Eine 2. Möglichkeit, daß der systolische Wert höher ist als normal, erklärt sich aus der **ELASTIZITÄT** der Blutgefäße.

Stellen Sie sich einen Gummischlauch (Gartenschlauch) vor, an den eine Pumpe angeschlossen ist. Die Energie, die die Pumpe abgibt, wird zum einen dazu verwendet, das Wasser (Blut) im Gefäß voranzutreiben, zum zweiten dazu, die Gummi-Gefäßwand auszubeulen - **WINDKESSELFUNKTION.**

☞ **siehe auch Frage # 19**

Diese Ausbeulung der Gefäßwand bleibt natürlich nicht an Ort und Stelle, sondern sie breitet sich wellenförmig in der Gefäßwand aus - sie läuft peripherwärts.

Bei sehr elastischen Gefäßwänden, verebbt die Welle sehr schnell, bei rigiden Gefäßwänden wird die Welle deutlich in der Peripherie nachweisbar.

➡ **ARTERIOSKLEROSE!**

Hinzu kommt noch, daß an den Stellen, an denen Gefäße aus großen Gefäßen abzweigen, diese Welle reflektiert wird und sich mit der nächsten ankommenden Welle überlagern kann.

Deshalb mißt man bei Leuten, die unter Arteriosklerose leiden, an der A. brachialis sogar einen höheren Blutdruck als man in der Aorta messen würde.

B) Der diastolische Blutdruckwert beschreibt den Druck, der **IMMER** in den Gefäßen herrscht. Hierbei treten vor allem die **ARTERIOLEN** als "**WIDERSTANDSREGLER**" in Aktion: wenn sich Arteriolen kontrahieren, staut sich das Blut quasi zurück in die größeren Gefäße (wie z. B. die A. brachialis).

Dieser Rückstau ist physikalisch meßbar als der Druck, der permanent im Gefäß herrscht ...

☞ der diastolische Blutdruck.

Deshalb ist eine Erhöhung des **DIASTOLISCHEN BLUTDRUCKS** gefährlicher als eine alleinige Erhöhung des **SYSTOLISCHEN BLUTDRUCKS**.

C) Die **BLUTDRUCKAMPLITUDE**, die Differenz zwischen dem systolischen und dem diastolischen Wert ist eine Größe, die zur Beschreibung des **HERZMINUTENVOLUMENS** herangezogen werden kann: eine Erhöhung der Blutdruckamplitude findet man z. B. bei Aorteninsuffizienz, Hyperthyreose etc., also bei erhöhtem Herzminutenvolumen.
Eine große Blutdruckamplitude kann auch entstehen, wenn der systolische Wert angehoben wird: Herzanregung (**SYMPATHICOTONUS**) oder **ARTERIOSKLEROSE.**

D) Der **TSH-WERT** wird in der Schilddrüsendiagnostik bestimmt.
TSH regt die **SCHILDDRÜSE** an; bei Verdacht auf Hypothyreose (Schilddrüsenunterfunktion) kann damit bestimmt werden, ob die Schädigung an der Drüse selbst oder an de Steuerorgan (Hypophyse) liegt. Wenn das TSH hoch ist und die Schilddrüsenwerte niedrig, liegt die Störung in der Schilddrüse.
Eine Schilddrüsenunterfunktion ist gekennzeichnet durch einen "Winterschlaf" des Organismus, d. h. ein niedriges Herzminutenvolumen. Arteriolen werden nicht primär von der Schilddrüse gesteuert.

E) Die **HERZFREQUENZ** ist ein Zeichen eines **SYMPATHICOTONUS.**
Sei es bei Aufregung, sei es bei Herzfehlern oder drohenden Insuffizienzen: wenn interne **LEISTUNGSANPASSUNGSMECHANISMEN** des Herzens versagen oder auch vor/während einer sportlichen Leistung regelt der Sympathicus erst die Herz-**KRAFT** hoch, dann die Herz-**FREQUENZ.**

☞ Falls also ein Patient, der sich sonst pudelwohl fühlt, bei der Untersuchung einen hohen systolischen Blutdruckwert und erhöhte Herzfrequenz hat, hat er einfach Angst. Bemühen Sie sich, das nächste Mal netter zu ihm zu sein!

50) Ordnen Sie die Herzklappen den typischen Auskultationspunkten zu:

a) Mitralklappe
b) Pulmonalklappe
c) Erb'scher Punkt
d) Aortenklappe

1) 5. ICR links parasternal
2) 2. ICR links parasternal
3) 2. ICR rechts parasternal
4) 3./4. ICR links parasternal
5) 5. ICR links medioclavicular

Antwort:

✘ a - 5
✘ b - 2
✘ c - 4
✘ d - 3

Die **AUSKULTATIONSPUNKTE DES HERZENS** sind:

- **AORTENKLAPPE:** 2. ICR rechts parasternal (direkt neben dem Knochen des Brustbeins)
- **PULMONALKLAPPE:** 2. ICR links parasternal
- **TRIKUSPIDALKLAPPE:** 4. ICR rechts und links parasternal
- **MITRALKLAPPE:** an der Herzspitze - meist 5. ICR medioclavicular.

Wenn Sie Schwierigkeiten haben, sich die Auskultationspunkte zu merken:

☞ das Geräusch der Klappe projeziert sich immer **IN RICHTUNG DES BLUTSTROMS**.

d) Die **AORTA** beschreibt direkt nachdem sie aus der linken Kammer entsprungen ist, einen kleinen Bogen nach rechts (siehe auch Anatomieatlas); deshalb projeziert sich das Klappengeräusch schräg nach rechts oben.

b) Der **TRUNCUS PULMONALIS** führt eigentlich ziemlich direkt nach dorsal mit einem kleinen Linksdrall - deshalb ist die Pulmonalklappe links oben leise zu hören.

Die **TRIKUSPIDALKLAPPE** projiziert sich auf die Spitze des rechten Herzens (Geräuschweiterleitung in Richtung des Blutstroms!). Normalerweise liegt die Spitze des rechten Herzens hinter dem Brustbeinknochen; da man auf dem Knochen nichts hört, muß man rechts und links davon abhören.

➡ 4. ICR re und li parasternal

a) Die Mitralklappe projiziert sich auf die linke Herzspitze.
Sie sollten vor der Auskultation das Herz perkutieren, damit Sie überhaupt wissen, wo sich die Herzspitze befinden.

☞ **siehe auch Frage # 25 und 47**

Wenn das Herz in Ordnung ist, projiziert sich das Geräusch der Mitralklappe meist auf den 5. ICR links medioclavicular.

☞ Wenn Sie sich die Klappenauskultationspunkte immer noch nicht merken können, ein Merkspruch:

Anton Pulman trinkt Milch um 22 Uhr 45. re/li, re/li
und 3/4 Liter Erbsensuppe passiert!

Anton	Aortenklappe	2. ICR rechts
Pulman	Pulmonalklappe	2. ICR links
trinkt	Trikuspidalklappe	4. ICR rechts
Milch	Mitralklappe	5. ICR links.
	Erbsche Punkt	3/4 ICR Li. parasternal

c) Der **ERB'SCHE PUNKT** ist ein **ORIENTIERUNGSPUNKT**. Er liegt im 3. oder 4. ICR links parasternal. Am Erb'schen Punkt können **ALLE KLAPPEN** gehört werden.

51) Was versteht man unter dem Begriff "Venenkreuz"?

Antwort:

✘ Das Venenkreuz liegt an der Herzbasis, hier münden die beiden Hohlvenen und die Lungenvenen ins Herz.
Die Verlaufsrichtungen der Venen kreuzen sich.

An der **HERZBASIS** (die Herzbasis ist der Bereich der Herzvorhöfe) mündet die obere und untere **HOHLVENE** in den rechten Herzvorhof, die 4 **LUNGENVENEN** münden hier in den linken Vorhof.

Die Hohlvenen haben eine ❍ **LONGITUDINALE** Orientierung,
die Lungenvenen eine ❍ **TRANSVERSALE**.

Wenn man also das Herz quasi von hinten betrachtet, kann man ein "**VENENKREUZ**" sehen. An diesem Venenkreuz ist das Herz aufgehängt.

☞ Erinnern Sie sich: wenn das Herz am Muskel selbst befestigt wäre, wäre eine Formveränderung und damit eine Kontraktion nicht mehr möglich.

Wenn man die Herzbasis noch etwas eingehender betrachtet, kann man mit etwas Phantasie auch noch ein **ARTERIENKREUZ** konstruieren: die **AORTA** läuft im Winkel von etwa 45 ' nach rechts, die Lungenarterie (**TRUNCUS PULMONALIS**) nach hinten und etwas links. Dieses "Arterienkreuz" ist also zum Venenkreuz um etwa 45' verschoben.

☞ Schauen Sie doch mal im Atlas der Anatomie nach.

Die Herzbasis ist also ...

1. am Venenkreuz,
2. am Arterienkreuz befestigt und somit in alle 3 Richtungen des Raumes verspannt.

Die **HERZSPITZE** ist im Gegensatz dazu **FREI BEWEGLICH**.

Falls Ihnen die Herzbefestigung, wie sie geschildert ist, etwas abenteuerlich vorkommt, erinnern Sie sich daran, daß kollagene Fasern (besonders in Venen vorhanden) bei Belastung **FESTER** werden. Im Gegensatz zu technischen Materialien leiern biologische Materialien bei (physiologischer) Beanspruchung nicht aus.

Wenn Sie also Ihr Herz verlieren, hat das andere Gründe.

52) Welche Aussage ist richtig?

Folgende Organe enthalten Endarterien:

A) Milz, Gehirn, Schilddrüse
B) Herz, Dünndarm, Retina
C) Leber, Haut, Herz
D) Augenlinse, Haarbälge, Kleinhirn
E) Niere, Blase, Rückenmark

Antwort:

✘ Lösung B.

ENDARTERIEN sind solche Gefäße, die alleine, d. h. ohne Kollaterale ein bestimmtes Gebiet versorgen.
Wenn diese Arterien ausfallen (Thrombose, Embolie),
resultiert eine Nekrose = Gewebsuntergang = **INFARKT**.

Folgende Organe enthalten Endarterien (und sind somit infarktgefährdet):

- Herz,
- Dünndarm,
- Niere,
- Milz,
- Lunge,
- Retina (Netzhaut) und
- Gehirn (bes. im Bereich der A. cerebri media)

➡ **siehe auch Frage # 30.**

Alle anderen Organe werden versorgt über **NETZARTERIEN** .

Gebiete mit Netzarterien enthalten ...

- **KOLLATERALE** - parallel laufende größere Arterien, z. B. entlang einer Extremität, oder
- **ANASTOMOSEN** - Querverbindung von verschiedenen Versorgungsgebieten.

Bei einem raschen Verschluß von Netzarterien können die "Hilfskreisläufe" die Versorgung übernehmen; allerdings dauert es eine Zeitlang, bis sich der Blutfluß in der neuen Strömungsrichtung eingestellt hat. Während dieser Zeit kommt es zu erheblichen Schmerzen, Muskel-, Nerven- und Pulsausfällen.

➡ Normalerweise kommt es jedoch nicht zu einer **NEKROSE** des betroffenen Gebietes.

53) Welche Aussage/n zur Virchow'schen Drüse ist/sind richtig?

a) Es handelt sich um einen inguinalen Lymphknoten.
b) Es handelt sich um ein Zeichen einer Schilddrüsenüberfunktion.
c) Es handelt sich um ein Organ zur Regulierung des Blutdrucks.
d) Die Virchow'sche Drüse ist typischerweise bei Scharlach angeschwollen.
e) Bei guter Abwehrlage ist die Virchow'sche Drüse mit dem typischen Alkoholschmerz identifizierbar.

A) Nur Aussagen a und e sind richtig.
B) Nur Aussage c ist richtig.
C) Nur Aussage d ist richtig.
D) Nur Aussagen b und d ist richtig.
E) Keine Aussage ist richtig.

Antwort:

✗ Lösung E.

A) Als **VIRCHOW'SCHE DRÜSE** bezeichnet man einen **VERGRÖßERTEN SUPRACLAVICULÄREN LYMPHKNOTEN** auf der **LINKEN** Seite des Halses.
Der Lymphknoten ist meist sichtbar vergrößert und liegt zwischen dem Ansatz des M. sternocleidomastoideus und dem Schlüsselbein (also ziemlich vorne unten am Hals).
Die typische Virchow'sche Drüse ist **SCHMERZLOS** .

☞ eine schmerzlose Vergrößerung eines Lymphknotens ist immer verdächtig auf ein **KARZINOM**.
Differentialdiagnostisch handelt es sich entweder um eine Lymphknotenmetastase eines

- **MAGENKARZINOMS** oder eines
- **ÖSOPHAGUSKARZINOMS**.

B) Eine **SCHILDDRÜSENÜBERFUNKTION** läßt sich nur aus den klinischen Symptomen, bzw. den erhöhten Schilddrüsenhormonwerten im Serum diagnostizieren. Die Größe der Schilddrüse ist dabei nicht ausschlaggebend; Lymphknoten reagieren in der Regel **NICHT** mit.

C) Organe zur Regulierung des Blutdrucks sind die **GLOMUSSORGANE**, die in der Wand großer Arterien oder im Herz sitzen. Eines dieser Organe sitzt z. B. in der Teilungsstelle der A. carotis communis

➡ der Karotissinus.

D) Bei **SCHARLACH** sind die Halslymphknoten (nicht die supraclaviculären Lymphknoten!) angeschwollen, oder, als Komplikation, kann eine Anschwellung des Halsbindegewebes (Cäsarenhals) auftreten.

E) Der Schmerz, der an umschriebener Stelle nach dem Genuß kleiner Mengen Alkohol auftritt (**ALKOHOLSCHMERZ**), ist hinweisend auf **M. HODGKIN**. Der M. Hodgkin (die Lymphogranulomatose) ist ein Lymphom (**BLUTKREBS**).

54) Welche Aussage/n ist/sind richtig?

Ein Stau der Halsvenen kann auftreten bei ...

a) Perikarditis.
b) Rechtsherzinsuffizienz.
c) Leberzirrhose.
d) große mediastinale Lymphknotenmetastase eines Bronchialkarzinoms.
e) Hirn-Sinusthrombose.

A) Alle Aussagen sind richtig.
B) Nur Aussagen b, c und e sind richtig.
C) Nur Aussagen a, b und d sind richtig.
D) Nur Aussagen c und d sind richtig.
E) Nur Aussagen c, d und e sind richtig.

Antwort:

✘ Lösung C.

Mit "**STAUUNG DER HALSVENEN**" meint der Kliniker immer ein Stau der **V. JUGULARIS INTERNA**.
Die V. jugularis int. ist sichtbar im unteren Halsdreieck zwischen M. sternocleidomastoideus und Schlüsselbein.

Wenn Sie sich den Weg des Blutes noch mal vergegenwärtigen,

➡ **siehe Frage # 6** (und auch Anatomieatlanten),

können alle Ereignisse, die die Blutpassage proximal der Halsvene beeinträchtigen, zu einem (sichtbaren) Rückstau führen:

b) ● **RECHTSHERZINSUFFIZIENZ,**

a) ● **PERIKARDITIS**, besonders die Perikarditis constriktiva.
Bei dieser Erkrankung ist der Herzbeutel verdickt und starr und verhindert dadurch eine Dilatation
➡ Füllung des Herzens während der Diastole.
Dadurch staut sich das Blut zurück in den Kreislauf.

d) ● Eine Raumforderung im Mediastinum kann die **OBERE HOHLVENE** komprimieren. Mediastinale Lymphknoten können beachtliche Größen erreichen. Eine Stauung der oberen Hohlvenen führt selbstverständlich zu einer Abflußbehinderung der V. jugularis.

c) ● Eine **LEBERZIRRHOSE** hat einen Rückstau in die **PFORTADER** zur Folge mit der Ausbildung von **KOLLATERALKREISLÄUFEN** (über Magen-Ösophagus, über den Hämorrhoidalplexus und über die Bauchwandvenen - das Caput medusae).

Diese Kollateralkreisläufe haben jedoch mit der V. jugularis nichts zu tun.

e) ● Erinnern Sie sich: die Blutleiter in der Schädelkapsel sind nicht so schön dreischichtig aufgebaut wie die Körpergefäße mit Intima, Media, Adventitia. Im Gehirnbereich fließt das venöse Blut zwischen Duplikaturen der harten Hirnhaut (**DURADUPLIKATUREN**) - den **SINUS**.

Alle Sinus **MÜNDEN** in die Vena jugularis interna.

Eine **SINUSTHROMBOSE** im Gehirn verhindert den regelrechten Blutabstrom **AUS** dem Gehirn. Das Blut staut sich **INS GEHIRN ZURÜCK** - in den Halsvenen ist eher zuwenig Blut.

☞ **siehe Frage # 12**

55) Welche Aussage ist richtig?

Der Ductus thoracicus mündet ...

A) im rechten Vorhof.
B) im rechten Venenwinkel.
C) in die V. cava sup.
D) im linken Venenwinkel.
E) in die rechte A. subclavia.

Antwort:

✘ Lösung D.

Der **DUCTUS THORACICUS** - "Brustmilchgang" (Lymphe sieht milchig aus) - bildet sich etwa in Höhe von L1.
Er ist bleistiftdick und transportiert die Lymphe aus den Bauchorganen, der unteren Extremität und der linken oberen Extremität sowie dem Kopf in den **LINKEN OBEREN VENENWINKEL**.

Der Venenwinkel wird gebildet aus dem Zusammenfluß der

- **V. SUBCLAVIA SIN.** und der
- **V. JUGULARIS INT. SIN.**

☞ **siehe Frage # 12 Abb. 3**

Die Lymphe der rechten oberen Extremität und dem entsprechenden Kopfbereich mündet in einem kleinen separaten Gefäß in den rechten Venenwinkel.

☞ Solche Fragen sind einfach eine Lernsache. Werfen Sie ab und zu einen Blick in Ihren Anatomieatlas.

56) Welche Aussage ist richtig?

Die Segelklappen des Herzens bestehen aus ...

A) Endokard mit Bindegewebe.
B) dünnem Myokard.
C) elastischen Fasern.
D) Intima, Media und Adventitia.
E) Aschoff'schen Knötchen.

Antwort:

✘ Lösung A.

Als Segelklappen bezeichnet man die **TRICUSPIDALKLAPPE** und die **MITRALKLAPPE**. Die Klappen verhindern den Rückstrom des Blutes in die Vorhöfe während der Systole.

Wenn Sie bedenken, daß sich die Segelklappen mindestens einmal pro Sekunde öffnen und schließen müssen, können Sie sich vorstellen, daß die Klappen möglichst leicht sein müssen, sonst ist der Energieverbrauch zu hoch und die schweren Klappen reagieren verzögert.

B,D) Ein Aufbau aus Myokard oder gar ein dreischichtiger Aufbau ist damit ausgeschlossen.

C) Ein Aufbau aus elastischen Fasern ist ebenfalls unsinnig, da die Klappen in der Systole dem Blutstrom einen **FESTEN** Widerstand entgegensetzen müssen. Wenn die Klappen elastisch wären, würde ein großer Teil der Kontraktionsenergie des Herzmuskels in elastische Arbeit verwandelt anstatt das Blut in die Aorta hinauszutreiben. Damit wäre die Herzkontraktion insuffizient.

A) Also bleibt nur noch ein Aufbau aus **ENDOKARD**, der dünnen Herzinnenschicht mit einer dünnen Platte aus **BINDEGEWEBE** in der Mitte zur Formgebung. Die Segelklappen sind normalerweise so dünn, daß sie durchsichtig sind.
Schauen Sie sich doch beim Metzger mal ein Schweineherz an! Die Klappen sind in ihrer Zartheit beeindruckend.

E) **ASCHOFF'SCHE KNÖTCHEN** treten beim **AKUTEN RHEUMATISCHEN FIEBER** auf den Herzklappen auf.
Sie stellen Orte der **ENTZÜNDUNG** der Herzklappen dar. Diese Aschoff'schen Knötchen stören durch ihre bloße Anwesenheit die Hämodynamik beträchtlich: durch ihre Schwere verzögern sie die Bewegungen der Klappen, und sie induzieren weiter eine Vaskularisation, d. h. es bilden sich in der Klappe Gefäße. Dadurch wird die Klappe nochmals zu schwer, zu dick und zu langsam.

➡ Es resultiert meist sowohl eine Insuffizienz (Verschlußunfähigkeit), als auch eine Stenose (Durchflußbehinderung) daraus.

57) Was bezeichnet man als "großen Kreislauf", was als "kleinen Kreislauf"?

Antwort:

✘ Der "große Kreislauf" ist der Körperkreislauf,

✘ der "kleine Kreislauf" ist der Lungenkreislauf.

Ganz genau betrachtet ist es Unsinn, beim Menschen von "2 Kreisläufen" zu sprechen: es gibt einen Kreislauf, in den in Serie (nacheinander) 2 Pumpen eingeschaltet sind:

- das rechte und
- das linke Herz.

➡ **siehe auch Frage # 6**

Nachdem das rechte und das linke Herz zusammenliegen, unterscheidet man (in der anatomischen Anordnung) den Abschnitt, der

- das **RECHTE HERZ**,
- die **LUNGE** und
- die entsprechenden Gefäße enthält,

➡ **KLEINER KREISLAUF**,

und den Abschnitt, der

- ○ das **LINKE HERZ**,
- ○ die **KÖRPERORGANE** und
- ○ die dazugehörigen Gefäße enthält

➡ den **GROßEN KREISLAUF**.

☞ Wichtig für die Pathologie ist, daß

● Veränderungen der **LUNGENSTROMBAHN** (z. B. Emphysem) somit das **RECHTE HERZ**,

○ Veränderungen der **KÖRPERARTERIOLEN** (z. B. Bluthochdruck) das **LINKE HERZ** betreffen.

58) Ordnen Sie zu:

A) Gefäße, die Blut zum Herzen hin transportieren
B) Gefäße, die Blut vom Herzen weg transportieren
C) Gefäße, in denen der Stoffaustausch stattfindet
D) Gefäße, die die Durchblutung eines Gewebes regeln
E) Gefäße, die großmolekulare Stoffe transportieren können

1) Arterien
2) Arteriolen
3) Kapillaren
4) Lymphgefäße
5) Venen

Antwort:

✗ A - 5
✗ B - 1
✗ C - 3
✗ D - 2
✗ E - 4

B) Per definitionem heißen Gefäße, in denen der Blutstrom **VOM HERZEN WEG** (in die Peripherie) gerichtet ist, **ARTERIEN**.

A) Gefäße, die das Blut **ZUM HERZEN HIN** führen, heißen Venen.

Welcher Qualität das Blut ist ("arteriell", d. h. sauerstoffreich oder "venös", d. h. sauerstoffarm) ist unerheblich.

☞ Merke:

- Die Arterie, die sauerstoffarmes "venöses" Blut führt, ist der **TRUNCUS PULMONALIS**,
- die Venen die sauerstoffreiches "arterielles" Blut führen, sind die **LUNGENVENEN**.

D) **ARTERIOLEN** sind kleine Arterien (Durchmesser unter 0,5 mm), die ringförmige Muskelschichten besitzen.
Damit können die Arteriolen die Durchblutung des nachfolgenden Kapillargebiets regeln.
Bei der **HOCHDRUCKKRANKHEIT** z. B. sind die Arteriolen in einem unphysiologischen Dauerstreß, d. h. dauernd kontrahiert.

C) **KAPILLAREN** sind extrem dünne Gefäßchen, die den Stoffaustausch zwischen Blut und der Gewebeflüssigkeit ermöglichen.
An Stellen, an denen der freie Stoffaustausch vermindert ist, bzw. an denen die Kapillaren sehr dicht sind, spricht man von **KAPILLARSCHRANKEN**:

- die Blut-Hirn-Schranke,
- die Blut-Hoden-Schranke,
- die Blut-Thymus-Schranke.

Wenn die Kapillaren besonders durchlässig sind, spricht man von **SINUSOIDEN**:

- in Leber,
- Milz,
- Knochenmark,
- Lymphknoten.

E) Lymphgefäße transportieren **GEWEBEFLÜSSIGKEIT**.
Das Lymphgefäßsystem unterstützt das Venensystem beim Rücktransport von Blutplasma und gelösten Stoffen.
Da die Lymphkapillaren größere Öffnungen haben als die venösen Kapillaren, finden sich in der Lymphe bevorzugt **GROßMOLEKULARE SUBSTANZEN** (Hormone, Lipoproteine z. B.), bzw. nach der Passage eines Lymphknotens auch **LYMPHOZYTEN**.

Lymphe ist also:

Plasma (Gewebsflüssigkeit)
& Proteine
& Fette
& Lymphozyten.

Deshalb sieht Lymphe etwas milchig aus.
Die Lymphe wird hauptsächlich gesammelt im **DUCTUS THORACICUS**;
➡ dieser mündet in den **LINKEN VENENWINKEL**.

☞ **siehe Frage # 55**

59)Ordnen Sie zu:

A) Vasa privata
B) Vasa publica

1) Koronarien
2) Aorta
3) Truncus pulmonalis
4) A. hepatica

Antwort:

✘ A - 1,4

✘ B - 2,3

○ **VASA PRIVATA** sind Gefäße, die die Aufgabe haben, die **VERSORGUNG** eines Organs mit Nährstoffen und Sauerstoff sicherzustellen.
Jedes (größere) Organ besitzt Vasa privata.

Beispiele für Vasa privata:

- ○ Koronarien (Herz),
- ○ A. hepatica (Leber),
- ○ Rr. (Rami) bronchiales (Lunge).

● **VASA PUBLICA** dienen der "Allgemeinheit" der Körperorgane. Sie transportieren Blut, mit dem etwas geschehen soll, in ein Organ; sie dienen nicht der Nährstoffversorgung, sondern sie bringen quasi Arbeit.

Beispiele für Vasa publica:

- ● Aorta (Herz),
- ● Tr. pulmonalis (Herz),
- ● Hohlvenen (Herz),
- ● Pfortader (Leber).

60) Beschreiben Sie den Aufbau des Herzens!

Antwort:

✘ Das Herz unterteilt sich in ein rechtes und ein linkes Herz. Man unterscheidet einen rechten und linken Vorhof und eine rechte und linke Kammer. Histologisch besteht das Herz aus 3 Schichten:

- Endokard,
- Myokard,
- Perikard.

Das **HERZ** besteht aus 4 Hohlräumen:

- 2 Vorhöfe und
- 2 Kammern.

Die **VORHÖFE** besitzen jeweils noch eine Aussackung,

- das Herzohr.

Die Funktion der Vorhöfe ist die Bildung eines Reservoirs für die Füllung der Herzkammern in der Diastole.

Die **KAMMERN** pumpen in der Systole das Blut in die Arterien. Die Kammern besitzen an der Einfluß- und an der Ausflußseite jeweils eine Klappe.

- Die Klappen zwischen Vorhof und Kammer heißen **SEGELKLAPPEN** (**TRIKUSPIDALKLAPPE** rechts und **MITRALKLAPPE** links),

- die Klappen zwischen Kammer und Arterie heißen **TASCHENKLAPPEN** (**PULMONALKLAPPE** rechts und **AORTENKLAPPE** links).

Der Feinbau des Herzens:

- die Innenschicht heißt **ENDOKARD**; direkt darunter läuft das Erregungsleitungssystem.
- Die mittlere Schicht ist die Muskelschicht, das **MYOKARD**. Das Myokard ist eine quergestreifte Muskulatur mit Glanzstreifen = Zellgrenzen. Sie bildet neben der Skelettmuskulatur und der glatten Muskulatur eine eigenständige histologische Gruppe.
- Die Außenschicht heißt **PERIKARD**. Sie besteht aus 2 Blättern und ist auf dem Zwerchfell angewachsen.

61) Welche Aussage/n zu den Lymphgefäßen ist/sind richtig?

a) Jedes Organ besitzt Lymphgefäße.
b) Lymphgefäße produzieren Lymphozyten.
c) Lymphgefäße dienen der Abwehr.
d) Lymphgefäße transportieren Interzellularflüssigkeit.
e) Die Lymphe fließt über den Ductus thoracicus in das rechte Herz.

A) Alle Aussagen sind falsch.
B) Nur Aussagen a und c sind richtig.
C) Nur Aussage d ist richtig.
D) Nur Aussagen b und e sind richtig.
E) Nur Aussagen c, d und e sind richtig.

Antwort:

✘ Lösung C.

d,e) LYMPHGEFÄßE transportieren
INTERZELLULARFLÜSSIGKEIT
und **GROßMOLEKULARE TEILCHEN**

über den ➡ **DUCTUS THORACICUS**
in den ➡ **LINKEN VENENWINKEL.**

Die Lymphe wird, bevor sie ins Blut geleitet wird, in **LYMPHKNOTEN** gefiltert.

b,c) Lymph**KNOTEN** stehen im Dienst der körpereigenen Abwehr und können **LYMPHOZYTEN** produzieren;
Lymphgefäße sind reine Transportvorrichtungen.

a) Nicht jedes Organ besitzt ein Lymphsystem; es gibt ein Organ, das quasi in Lymphe schwimmt und deshalb kein eigenen Lymphgefäßsystem hat:

das ZNS.

Liquor ist Extrazellularflüssigkeit einer bestimmten Zusammensetzung und fließt über die Pacchionischen Granulationen und über die Nervenscheiden direkt ins venöse System.

62) Welche Aussage ist richtig?

A) Herznahe Arterien sind Arterien vom muskulären Typ.
B) Herzferne Arterien haben eine dickere Adventitia als herznahe Arterien.
C) Kapillaren verkalken bei Arteriosklerose besonders schnell.
D) Arteriolen steuern die lokale Gewebedurchblutung.
E) Die Adventitia enthält glatte Muskelzellen.

Antwort:

✘ Lösung D.

Wenn Sie bei dieser Frage unsicher geworden sind, gewöhnen Sie es sich an, die Fragen, die Sie sicher beantworten können, anzukreuzen und die restlich Fragen nur noch einmal durchzulesen.

D) Sie sollten wissen, daß die **ARTERIOLEN** die **WIDERSTANDSREGLER** im Kreislauf sind, daß sie die Durchblutung des nachfolgenden Kapillargebiets regeln und so den Blutdruck verändern können.

☞ Wenn Sie sich bei der Antwort D 98 % sicher sind, lesen Sie die anderen Möglichkeiten nur durch. Es gibt Fragen, die kann man mit einer 2 bzw. 3jährigen Ausbildung nicht beantworten

➟ also **MUT ZUR LÜCKE**!

A) **HERZNAHE ARTERIEN** sind Arterien vom **ELASTISCHEN TYP**. Sie sind das anatomische Korrelat der **WINDKESSELFUNKTION**.

B) **HERZFERNE ARTERIEN** sind Arterien vom muskulären Typ. In der Peripherie ist nicht mehr so sehr der Ausgleich der Pulswelle wichtig, sondern hier steht die **DURCHBLUTUNGSREGELUNG** im Vordergrund.

Die **ADVENTITIA** dient der Befestigung des Gefäßes in dem umgebenden Bindegewebe. Sie ist dort kräftig ausgebildet, wo

1. das Gefäß zu kollabieren droht ➟ eine gut ausgebildete Adventitia hält das Lumen des Gefäßes offen.
   Dieses ist besonders im Bereich der **HOHLVENEN** nötig: Venen sind relativ dünnwandig und in Herznähe macht sich der diastolische Sog bemerkbar. Um ein Zusammenfallen der Venen während der Füllungsphase zu verhindern, ist die Venenadventitia in Herznähe besonders kräftig.

2. die **PULSWELLE** umgebende Organe **SCHÄDIGEN** kann.
   Wenn z. B. die Adventitia größerer Arterien in der Umgebung von Knochen zu schwach ausgebildet ist, bilden sich Aushöhlungen des Knochens (Knochenarrosionen, bzw. Knochenzysten).
   Steter Tropfen höhlt den Stein!

C) Kapillaren verkalken im Rahmen einer Arteriosklerose überhaupt nicht. Der "Kalk" lagert sich in der **MEDIA** ab; da Kapillaren keine Media besitzen, können sie auch nicht verkalken.
Kapillaren können beim Diabetes oder bei Amyloidose durch Ablagerungen im Innern des Gefäßes verengt und in ihrer Funktion (Stoffaustausch) gestört werden.
Diejenigen Gefäße, die für Verkalkung besonders anfällig sind, sind die **KORONARIEN**(Koronarien sind Arterien!).

E) Die **ADVENTITIA** ist eine Bindegewebsschicht außen um das Gefäß herum. Sie enthält vegetative Fasern als **SPANNUNGSREZEPTOREN** und befestigt das Gefäß im Umgebungsgewebe.
Sie enthält also keine Muskelzellen.

63) Welche Aussage/n ist/sind richtig?

a) Venen besitzen Klappen.
b) Lymphgefäße besitzen Klappen.
c) Oberflächliche Beinvenen besitzen keine Klappen.
d) Hohlvenen besitzen keine Klappen.
e) Die venösen Blutleiter im Schädel besitzen keine Klappen.

A) Alle Aussagen sind richtig.
B) Nur Aussagen a, b, d und e sind richtig.
C) Nur Aussagen a, c und d sind richtig.
D) Nur Aussagen a und b sind richtig.
E) Nur Aussagen a, c, d und e sind richtig.

Antwort:

✘ Lösung B.

a,b) **GEFÄßE DES NIEDERDRUCKSYSTEMS**, wie Venen und Lymphgefäße besitzen Intimaduplikaturen in Form von **TASCHENKLAPPEN**.
Das Skelett der Klappen besteht aus kollagenen Fasern.

Wenn die Gefäßwand genügend tonisiert ist (d. h. wenn die Mediamuskulatur unter einer gewissen Spannung steht), **SCHLIEßEN** die Klappen.

➡ Wenn sich das Gefäß ausweitet, schließen die Klappen nicht mehr und es entstehen **VARIZEN**.

☞ z. B.:

- Bei der **PRIMÄREN VARIKOSIS** liegt eine **DEGENERATION DER VENENMEDIA** zugrunde,
- bei der **SEKUNDÄREN VARIKOSIS** muß einfach zuviel Blut durch die Gefäße durchfließen (z. B. beim Verschluß des tiefen Venensystems des Beins muß das gesamte Blut über die oberflächlichen Hautvenen fließen). Obwohl die Klappen bei der sekundären Varikosis noch intakt wären, entstehen durch die Überfüllung Varizen.

Dasselbe passiert mit den Lymphgefäßen bei chronisch venöser Insuffizienz: wenn die Venen das Blut nicht mehr abtransportieren können, werden die Lymphgefäße volumenmäßig überlastet, sie dilatieren und werden schließlich ebenfalls insuffizient.

➡ Daraus resultiert dann das **POSTTHROMBOTISCHE SYNDROM** mit chronischen Hautschäden, besonders am **MEDIALEN KNÖCHEL**.

c,d) Um den Rücktransport von Blut zum Herzen möglichst effektiv zu gestalten, haben die Venen überall dort, wo es möglich ist, **KLAPPEN**. Möglich ist es in allen kleineren und mittleren Venen

➡ so auch in den oberflächlichen Beinvenen.
Erst wenn der **DURCHMESSER** der Vene zu groß ist, kann es passieren, daß die Stabilität der Klappe nicht mehr ausreicht. Deshalb haben die größeren, herznahen Venen keine Klappen mehr.

➡ z. B. die **HOHLVENEN**.

e) Die venösen **BLUTLEITER DER SCHÄDELKAPSEL** haben einen Sonderstatus: es gibt im Innern des Schädels eigentlich keine "richtigen" Venen mit Intima, Media und Adventitia. Das venöse Blut fließt einfach zwischen **DURA-(HIRNHAUT-)DUPLIKATUREN**.

☞ Da es hier keine Intima gibt, kann es auch **KEINE KLAPPEN** geben.
Klappen gibt es erst wieder in der V. jugularis.

64) Welche Aussage ist falsch?

Der Rückstrom des venösen Bluts, besonders aus den Beinen wird unterstützt durch ...

A) die Gelenk-Muskel-Pumpe
B) die Zwerchfelltätigkeit
C) die Herzaktion
D) einen erhöhten arteriellen Druck (Hypertonus)
E) abwechslungsreiche, nicht sitzende Tätigkeit.

Antwort:

✘ Lösung D.

A) Die **GELENK-MUSKEL-PUMPE** sorgt in Verbindung mit **INTAKTEN VENENKLAPPEN** dafür, daß in den Venen ausschließlich eine herzwärts gerichtete Blutströmung möglich ist.

➡ **siehe auch Frage # 33 Abb. 7**

Eine Varizenprophyllaxe fängt deshalb mit **ZEHENGYMNASTIK** und **RICHTIGEM GEHEN** an.

☞ ein alleiniges Trainieren des Wadenmuskels bringt das Blut nicht bis zum Herz zurück.

B) Mit der richtige **ATMUNG** (Zwerchfellatmung - Atemgymnastik) erzeugt das Zwerchfell bei jedem Tiefertreten einen nicht unerheblichen Sog.
Dieser Sog transportiert Blut und Lymphe in Richtung Thorax.

C) Mit der Herzaktion entsteht bei der **DIASTOLE** ein weiterer Unterdruck in den herznahen Gefäßen. Ein langsamer, kräftiger Herzschlag (**SPORT**!) unterstützt also den venösen Rückstrom.

E) Vernünftige (physiologische) körperliche **TÄTIGKEIT** regt Herz, Lunge, Zwerchfell und die Gelenk-Muskel-Pumpe an.
Eine der besten Möglichkeiten, sich Varizen "anzuärgern" ist, den ganzen Tag zu sitzen, nervlichem Streß und falscher Ernährung zu frönen.

☞ Durch das Abknicken der Beine in der Hüfte beim Sitzen, verlangsamt sich der venöse Rückstrom, durch falsche Ernährung und zu geringe Trinkmenge ändert sich die Blutzusammensetzung.

✚ Also: wenn Sie schon Streß nicht ausweichen können, reagieren Sie sich **MINDESTENS 3 MAL PRO WOCHE** sportlich ab!

D) Der arterielle Hochdruck (Hypertonus) wird meist hervorgerufen durch eine Konstriktion der Arteriolen

➡ **siehe Frage. # 58**

Das bedeutet, daß das nachfolgende Kapillargebiet weniger Perfusionsdruck ausgesetzt ist, so daß der venöse Rückstrom eher **SCHLECHTER** als besser ist.

☞ Übrigens: der normale Blutdruck (und die normale Arteriolenfunktion) ist so ausgelegt, daß das Blut im Liegen ohne Hilfsfunktionen spontan wieder zum Herz zurückfließen kann.

65) Welche Aussage/n ist/sind richtig?

Eine Vasodilatation der Hautgefäße kann hervorgerufen werden durch:

a) Adrenalin und Sympathicuserregung
b) Parasympathicuserregung
c) Wärme
d) Alkohol
e) Histamin

A) Alle Aussagen sind richtig.
B) Nur Aussagen b, c, d und e sind richtig.
C) Nur Aussagen a und d sind richtig.
D) Nur Aussagen a, c und e sind richtig.
E) Nur Aussage e ist richtig.

Antwort:

✘ Lösung B.

a) **ADRENALIN**, Noradrenalin, Dopamin und eine Erregung des **SYMPATHICUS** führt zur **KONSTRIKTION** von Hautgefäßen.
Eine physiologische Sympathicuserregung wäre z. B. der Anblick eines hungrigen Säbelzahntigers, der gerade angreifen will. In einer solchen Situation muß schnell das gesamte, verfügbare Blut in die Muskeln, deshalb bleibt für die Hautdurchblutung nichts mehr übrig.

☞ Merke: jemand, der mit Ihnen streitet, und dabei bleich im Gesicht wird, ist gefährlich; er hat genug Blut in den Muskeln!

Anders ist es bei jemandem, der beim Streiten einen roten Kopf bekommt - er hat eine Parasympathicuserregung, seine Muskeln sind weniger durchblutet, der befindet sich geistig schon auf dem Rückzug und meint's nicht mehr so ernst.

b) eine **PARASYMPATHICUSERREGUNG** verstärkt

- die **HAUT**durchblutung,
- die **DARM**durchblutung
- und reguliert der Herzschlag herunter.

c) Da die **LEBER** normalerweise sehr stoffwechselaktiv ist, und somit viel Wärme produziert, wird die Hautdurchblutung so geregelt, daß gerade soviel Wärme abgegeben werden kann, daß die Körperkerntemperatur konstant bleibt. In warmer Umgebung ist die Möglichkeit zur Wärmeabgabe nach außen vermindert, deshalb müssen mehr Hautgefäße geöffnet werden.

d) **ALKOHOL** erweitert in unphysiologischer Weise die Gefäße und hinterläßt so den Eindruck, daß der Alkohol "warm" macht. Im Gegenteil: durch die Gefäßerweiterung **VERLIERT** der Körper Wärme, so daß man im Rausch erfrieren kann.

e) **HISTAMIN** ist ein Entzündungsmediator, ein Hormon, daß die Gefäße erweitert. Der physiologische Sinn ist der, daß in erweiterten Gefäßen das Blut langsamer fließt und deshalb vermehrt Abwehr- und Aufbaufaktoren in das entzündete Gewebe übertreten können.

66) Was bezeichnet man als "Autoregulation"?

Antwort:

✘ Autoregulation bezeichnet die selbständige Reaktion von Gefäßen zur Konstanthaltung der Durchblutung eines Gewebes.

Manche Organe besitzen **AUTOREGULATIVE GEFÄßE**: z. B. Gehirn und Niere.
Diese Organe können ihre Durchblutung **SELBST** regeln und sind weitestgehend **UNABHÄNGIG** von Blutdruck.

Normalerweise ist der Gewebeperfusionsdruck proportional dem Blutdruck:

hoher Blutdruck - hoher Perfusionsdruck.

In der **NIERE** können jedoch die Glomerulumschlingen bei einem systolischen Blutdruck von über 180 mmHg zerreißen; als Schutz davor kontrahieren sich die Nierenarteriolen bei hohem Blutdruck automatisch und verhindern so eine übermäßige Durchblutung.

Das **GEHIRN** regelt seine Durchblutung nach dem Sauerstoffangebot/Nährstoffangebot.
☞ Ein hoher Blutdruck erhöht weder die Hirndurchblutung, noch die Hirntätigkeit (im Gegenteil).

67) Beschreiben Sie den fetalen Weg des Blutes durch das Herz!

Antwort:

✘ Das Blut fließt ...

von den	●	**Hohlvenen**
in den	●	**rechten Vorhof**, von dort

ENTWEDER durch das

	○	**Foramen ovale**
in den	○	**linken Vorhof,**
	○	**linke Kammer,**
	○	**Aorta**

ODER	von dem	❒	**rechten Vorhof**
	in die	❒	**rechte Kammer,**
	den	❒	**Truncus pulmonalis,**
	den	❒	**Ductus arteriosus Botalli**
	in die	❒	**Aorta**.

Die Besonderheit des **FETALEN KREISLAUFS** ist Tatsache, daß die **LUNGE** noch nicht entfaltet ist.

Damit ist der **STRÖMUNGSWIDERSTAND** in der fetalen Lunge nahezu unendlich, und der Organismus muß quasi **KURZSCHLÜSSE** um die Lunge herum finden.

Das Blut aus der **UNTEREN HOHLVENE** wird in einem Bogen angesogen; dieser Bogen mündet genau im **FORAMEN OVALE**. Das Foramen ovale ist ein Loch im Vorhofseptum, das auf der Seite des linken Vorhofs eine Bindegewebsplatte aufweist, die parallel zum Vorhofseptum ausgerichtet ist. Da der **DRUCK** im fetalen Kreislauf auf der Seite des rechten Vorhofs größer ist als auf der Seite des linken Vorhofs, wird die Bindegewebsplatte durch den Blutstrom nach links gedrückt und gibt den Weg in den linken Vorhof frei. Nach der Geburt und der Entfaltung der Lunge ist der Druck im linken Vorhof größer als im rechten Vorhof, so daß die Platte gegen das Loch im Septum gepreßt wird und es verschließen kann.
In den meisten Fällen verwächst die Platte später mit dem Vorhofseptum.
Aus dem linken Vorhof wird das Blut dann ganz normal über die Kammer in die Aorta gepumpt.

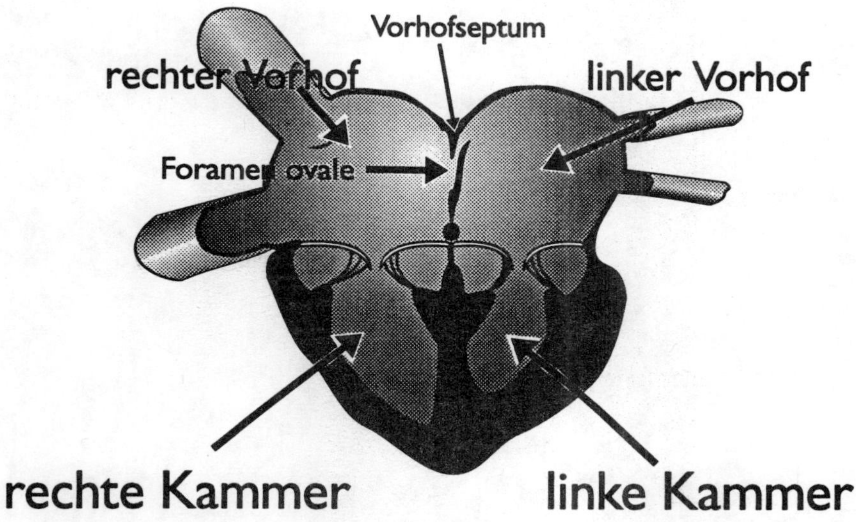

Abb. 10 das Foramen ovale

Das Blut aus der **OBEREN HOHLVENE** hat einen etwas anderen "Drall"; es fließt über die Tricuspidalklappe in den rechten Ventrikel und von dort in die Pulmonalarterie.
Da die Lunge aber nicht durchblutet werden kann, gibt es einen Kurzschluß (Shunt) zur Aorta descendens:

➡ den **DUCTUS ARTERIOSUS BOTALLI**.

Der Dct. arteriosus verschließt sich aktiv, wenn nach der Geburt der Sauerstoffpartialdruck im arteriellen System ansteigt.
Beim Erwachsenen ist er zum Ligamentum Botalli verkümmert.

68) Nennen Sie 7 Äste der Aorta!

Antwort:

✘ Aa. coronariae
✘ Truncus brachiocephalicus (arteriosus) dexter
✘ A. carotis communis sinister
✘ A. subclavia sinister
✘ A. intercostalis
✘ A. renalis
✘ Truncus coeliacus

☞ Äste der Aorta abzufragen, ist ein beliebter Sport - also ran an den Anatomieatlas!

✘ Die **PARS ASCENDENS DER AORTA** gibt die **KORONARARTERIEN** ab.

Der **AORTENBOGEN** gibt den

✘ ● **TR. BRACHIOCEPHALICUS** dexter

ab, der sich aufteilt in die ○ **CAROTIS COMM. DEXTER** und die
○ **SUBCLAVIA DEXTER,**

✘ ● die **CAROTIS COMM. SIN.** und die
✘ ● **SUBCLAVIA SIN.**

Die **PARS DESCENDENS DER AORTA** kann man unterteilen in die

- **BAUCHAORTA** und die
- **BRUSTAORTA**.

Die **BRUSTAORTA** gibt **12 PAAR RIPPENARTERIEN** ab

✘ ❍ A. intercostalis,

die **BAUCHAORTA** gibt nach dem Zwerchfelldurchtritt die

✘ ❍ Aa. renales und den
✘ ❍ Tr. coeliacus ab.

❒ Der Tr. coeliacus versorgt die **LEBER (A. HEPATICA)**, die Milz (**A. LIENALIS**), den Magen (**A. GASTRICA**).

❍ Ein weiterer Ast der Aorta versorgt den Darm (**A. MESENTERICA**).

❍ In Höhe von L4 teilt sich die Aorta in die **AA. ILIACAE COMM.**

69) Welche Aussage ist richtig?

A) Das linke Herz hat 3 Papillarmuskeln.
B) Die Trikuspidalklappe trennt die linke Herzkammer von der rechten Herzkammer.
C) Das Herz hat ein Herzohr.
D) Die Aorta entspringt aus dem linken Ventrikel.
E) Die Lungenvene entspringt aus dem rechten Ventrikel.

Antwort:

✘ Lösung D.

Das Herz enthält 4 Hohlräume:

- die beiden **VORHÖFE** (rechter und linker Vorhof) und
- die beiden **KAMMERN** (ebenfalls rechte und linke Kammer).

Das rechte und linke Herz wird durch das sog. **SEPTUM** getrennt:

im Bereich der Vorhöfe	○ **VORHOFSEPTUM,**
im Bereich der Kammern	○ **VENTRIKELSEPTUM.**

Zwischen den Vorhöfen und den Kammern liegen **SEGELKLAPPEN**:

B) im rechten Herz die ○ **TRIKUSPIDALKLAPPE,**
im linken Herz die ○ **MITRALKLAPPE.**

A) Jedes dieser Segel ist mit **SEHNENFÄDEN** in der jeweiligen Kammermuskulatur befestigt. Die Sehnenfäden verhindern ein Umschlagen der Segel in den Vorhof während der Systole.
An den Insertionsstellen der Sehnenfäden bildet sich ein (Myokard-)Muskelwulst aus - der **PAPILLARMUSKEL.**

➡ **siehe Abb. 12 Frage # 71**

☞ Deshalb hat jedes Segel einer Klappe 1 Papillarmuskel.

➡ rechtes Herz	**TRIKUSPIDALKLAPPE**	3 Segel	➡	**3 PAPILLARMUSKELN**
➡ linkes Herz	**MITRALKLAPPE**	2 Segel	➡	**2 PAPILLARMUSKELN**

C) Jeder Vorhof besitzt eine Aussackung, die vermutlich an der Produktion von Hormonen (Cardiodilatin = ANH) zur Herzentlastung beteiligt ist, das **HERZOHR**.
Im Gegensatz zur Behauptung in Aussage C besitzt das Herz also **2** Herzohren.

D) Die **AORTA** entspringt aus dem **LINKEN VENTRIKEL**.

➡ diese Aussage ist richtig.

Das linke Herz gehört mit der Aorta und den Körperarterien zum sog. **HOCHDRUCKSYSTEM** = arterielles System.

E) Ich hoffe, Sie sind auf diese Aussage nicht reingefallen.

☞ Die Lungenvenen kommen aus der Lunge und münden in den linken Vorhof.

VENEN SIND GEFÄßE, DIE BLUT ZUM HERZEN HIN TRANSPORTIEREN!

70) Ordnen Sie zu:

A) Systole
B) Diastole

1) Taschenklappen offen
2) Mitralstenose hörbar
3) Trikuspidalklappe offen
4) tastbare Pulswelle an der A. carotis
5) Kontraktionsphase des Herzens
6) Aortenklappe geschlossen

Antwort:

✗ A - 1,4, 5

✗ B - 2,3,6

1,5) Die **SYSTOLE** ist die **KONTRAKTIONSPHASE** des Herzens.
Während der Systole wird Blut in die Arterien gepumpt.

➡ Deshalb müssen während der Systole

- die **TASCHENKLAPPEN** (Aortenklappe, Pulmonalklappe) ➡ **OFFEN** , und

- die **SEGELKLAPPEN** (Trikuspidalklappe und Mitralklappe) ➡ **GESCHLOSSEN** sein.

4) Die Systole kann man auch ertasten: man kann die **PULSWELLE** an peripheren Arterien fühlen (A. radialis, A. femoralis und natürlich auch an der A. carotis).

3,6) Die **DIASTOLE** ist die **ERSCHLAFFUNGSPHASE** des Herzens. Hierbei müssen die

- **SEGELKLAPPEN** (Mitral- und Trikuspidalklappe) ➡ **OFFEN**, und die

- **TASCHENKLAPPEN** (Aorten- und Pulmonalklappe) ➡ **GESCHLOSSEN** sein.

2) Falls eine Klappe eine

Verschlußunfähigkeit ➡ **INSUFFIZIENZ**

oder eine

Öffnungsunfähigkeit ➡ **STENOSE**

aufweist, so hört man ein Geräusch in der Zeit, in der die Klappe beansprucht wird.

☞ Wenn die Klappe geschlossen/geöffnet sein sollte und sie ist es nicht

➡ GERÄUSCH.

Da in der Diastole die Mitralklappe geöffnet sein sollte, ist eine Mitralstenose in der Diastole hörbar.

71) Welche Aussage/n ist/sind richtig?

a) Die Pulmonalklappe besitzt 3 Taschen.
b) Die Trikuspidalklappe besitzt 3 Taschen.
c) Die Mitralklappe besitzt 2 Segel.
d) Die Aortenklappe besitzt 2 Segel.
e) Die Aortenklappe besitzt 3 Papillarmuskeln.

A) Alle Aussagen sind richtig.
B) Nur Aussagen a, c, d und e sind richtig.
C) Nur Aussagen b und d sind richtig.
D) Nur Aussagen a und c sind richtig.
E) Nur Aussagen a, b, c und e sind richtig.

Antwort:

✘ Lösung D.

a,d) Zu den **TASCHENKLAPPEN** gehören

- die **PULMONALKLAPPE,**
- die **AORTENKLAPPE** und übrigens auch
- die **VENENKLAPPEN.**

Alle Taschenklappen besitzen 3 Taschen (Beuteltaschen).
Aufgrund ihrer Konstruktion schließen Taschenklappen automatisch, wenn der Blutstrom "von oben" auf die Taschen trifft.
Der Blutstrom bildet in den Taschen einen Wirbel und verschließt sie dadurch.

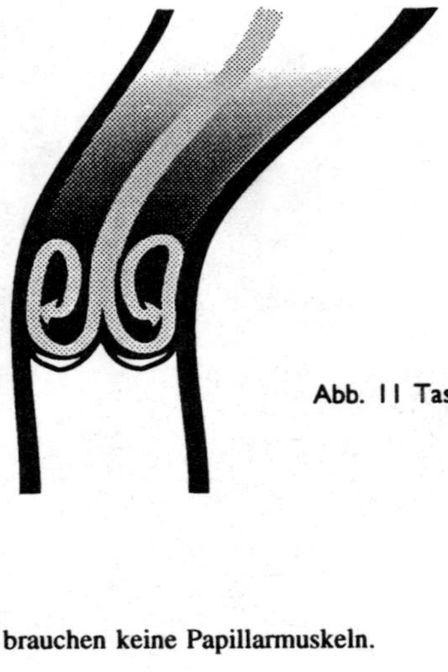

Abb. 11 Taschenklappen

e) **TASCHEN**klappen brauchen keine Papillarmuskeln.

b,c) Zu den **SEGELKLAPPEN** gehören die

- **TRIKUSPIDALKLAPPE** (rechtes Herz) und die
- **MITRALKLAPPE** (linkes Herz).

Die Segelklappen sind anders gebaut als die Taschenklappen: sie bestehen im Prinzip nur aus einem zarten Stück Bindegewebe, das am Klappenrand am Herz angewachsen ist. Dadurch könnten sich die Segel der Segelklappen theoretisch in beide Richtungen öffnen (nach "oben" und nach "unten").
Um eine Ventilfunktion zu gewährleisten, sind die Segel in der Kammer mit **SEHNENFÄDEN** befestigt. Die Sehnenfäden sind so kurz, daß die Segel nicht nach "oben", in den Vorhof hin, umschlagen können. Die Sehnenfäden inserieren in den sog. **PAPILLARMUSKELN**, einem Myokardwulst.

Jedes Segel einer Segelklappe hat einen Papillarmuskel:

- die Trikuspidalklappe hat 3,
- die Mitralklappe hat 2 Papillarmuskeln.

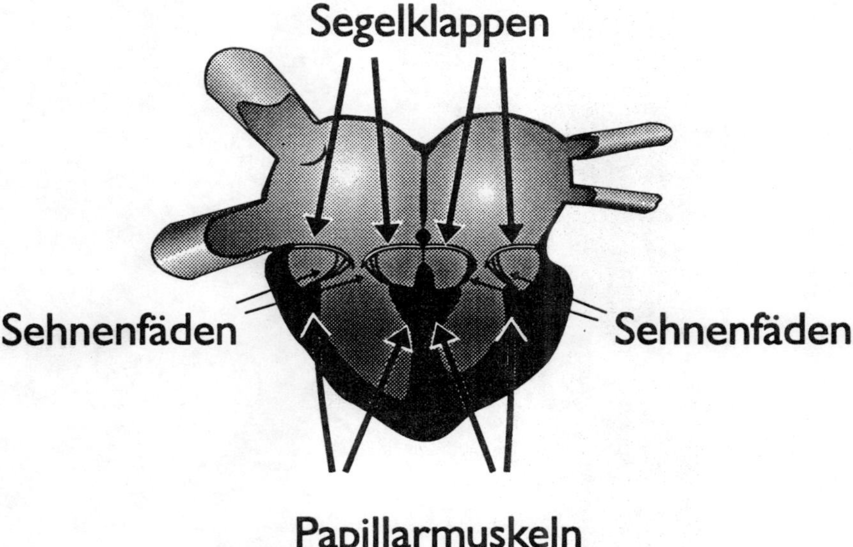

Abb. 12 Segelklappen

72) Welche Aussage/n ist/sind richtig?

a) Die linke Herzkammer ist muskelstärker als die rechte Herzkammer.
b) Die linke Kammer hat ein höheres Herzminutenvolumen als die rechte Kammer.
c) Das rechte Herz enthält die Trikuspidalklappe.
d) Die linke Kammer spricht auf eine Sympathicuserregung schneller an als die rechte Kammer.
e) Die Mitralklappe ist beim akuten rheumatischen Fieber häufiger und schwerer betroffen als die Trikuspidalklappe.

A) Alle Aussagen sind richtig.
B) Nur Aussagen a, c und e sind richtig.
C) Nur Aussagen a, b und c sind richtig.
D) Nur Aussagen b, c, d und e sind richtig.
E) Nur Aussagen b und e sind richtig.

Antwort:

✘ Lösung B.

a) Wenn Sie sich an das Kreislaufschema in **Frage # 6 Abb. 1** erinnern, wissen Sie, daß

○ die **linke** Kammer den	○ **Körperkreislauf,**
● die **rechte** Kammer den	● **Lungenkreislauf**

versorgt.

Da der Körperkreislauf viel größer ist als der Lungenkreislauf, muß die **PUMPLEISTUNG** des linken Herzens größer sein.

➡ Physiologisch bedeutet das, daß die **MUSKELDICKE** links entsprechend größer sein muß.

d) Wenn Sie weiterhin wissen, daß sich beide Kammern immer **SYNCHRON** kontrahieren, kann beispielsweise das rechte Herz keine andere Frequenz als das linke Herz aufweisen.

☞ Erinnern Sie sich: der Sympathicus regelt

- die Kontraktionskraft und
- die Herzfrequenz.

➡ Aussage **d** ist also falsch.

b) Das gleiche gilt für das **HERZMINUTENVOLUMEN.**
Schauen Sie sich nochmal das Schema von Frage 6 an: die beiden Pumpen sind in Serie (hintereinander) geschaltet. Es ist unmöglich, daß eine Pumpe mehr Volumen befördert als die andere.

- Die **VOLUMENLEISTUNG** (das Herzminutenvolumen) ist immer rechts und links **GLEICH** (sonst nennt man das Kreislaufinsuffizienz),
- lediglich der **DRUCK**, mit dem das Blut ausgeworfen wird, ist **UNTERSCHIEDLICH.**

➡ Aussage **b** ist also falsch.

e) Die Strömungsgeschwindigkeit des Blutes ist abhängig vom Druck,

➡ damit ist die Stömungsgeschwindigkeit im linken Herzen größer als im rechten.

Wenn Sie sich nun vorstellen, daß im Verlauf eines **AKUTEN RHEUMATISCHEN FIEBERS** kleine **LÄSIONEN** an den Herzklappen entstehen, so ist es logisch, daß diese Läsionen im Bereich schnellerer Blutströmungen (links) einfach nicht mehr richtig ausheilen, was im rechten Herz eher möglich ist.

Deshalb sind die **KLINISCHEN MANIFESTATIONEN** des akuten rheumatischen Fiebers vornehmlich am **LINKEN HERZEN**.

c) Diese Aussage war bei dieser Frage wohl die 6er-Bremse:

● rechts liegt die	● Trikuspidalklappe,
○ links die	○ Mitralklappe;

☞ beides sind ➡ **SEGELKLAPPEN**.

73) Welche Aussage ist richtig?

Der Herzbeutel ...

A) ist mit der Pleura verwachsen
B) ist mir dem Zwerchfell verwachsen
C) liegt dem Endokard auf
D) enthält das Reizleitungssystem
E) grenzt das Herz von den Bauchorganen ab.

Antwort:

✘ Lösung B.

Der **HERZBEUTEL** besteht aus 2 Blättern, die untereinander durch einen kapillären Flüssigkeitsspalt verbunden sind.

➡ d. h. sie können sich gegeneinander verschieben, sich aber nicht trennen.
Dadurch kann sich der Herzmuskel verformen, ohne eingeengt zu werden.

A) Der Herzbeutel grenzt das Herz von der **LUNGE** ab, so daß beide Organe **UNABHÄNGIG VONEINANDER** arbeiten können. Deshalb kann der Herzbeutel auch nicht mit der Pleura verwachsen sein.

B) Der Herzbeutel ist am **ZWERCHFELL** angewachsen. Die physiologische Hauptaufgabe des Herzbeutels ist die **ÜBERTRAGUNG DES ZWERCHFELLSOGS** beim Einatmen
➡ leichtere diastolische Herzfüllung.

C,D) Der Herzbeutel liegt selbstverständlich **AUßEN** dem Herz auf. Nachdem das Endokard die Herzinnenhaut ist, und das Reizleitungssystem direkt unter dem Endokard verläuft, sind die Aussagen C und D falsch.

E) Die **BAUCHORGANE** sind von den Thoraxorganen durch das Zwerchfell abgegrenzt. Herz und Herzbeutel gehören zu den thorakalen Organen und kommen nirgendwo in direkten Kontakt mit den abdominellen Organen.

74) Ordnen Sie die Teile des Reizleitungssystems in der richtigen Reihenfolge an:

1) AV-Knoten
2) Sinusknoten
3) Purkinje-Fasern
4) His'sches Bündel

Antwort:

✘ 2
✘ 1
✘ 4
✘ 3

Das **REIZLEITUNGSSYSTEM** ist ein System auf spezialisierten Herzmuskelfasern, das bewirkt, daß das Herz autonom, d. h. in eigener Regie, seinen Kontraktions- und Erregungsablauf steuern kann.
Sämtliche **HERZNERVEN** greifen nur **MODIFIZIEREND** ein.

Die Erregung entsteht im	**SINUSKNOTEN,**
läuft dann über das	**VORHOFMYOKARD**
in den	**AV-KNOTEN** ☆
über das	**HIS'SCHE BÜNDEL,**
die	**TAVARA-SCHENKEL**
und die	**PURKINJE-FASERN**
in die	**HERZMUSKULATUR.**

☆ *Atrio-Ventrikular-Knoten = Knoten zwischen Atrium (Vorhof) und Ventrikel (Kammer)*

☞ vergleiche Schema **Frage # 22**

Die Zellen, die am schnellsten depolarisieren ☆☆, sitzen im **SINUSKNOTEN**. Sie haben in Ruhe eine Frequenz von 60-80/Min.

Beim Ausfall des Sinusknoten kann der **AV-KNOTEN** einspringen; er hat eine Spontanfrequenz von **40/MIN**.

Wenn der Sinusknoten und der AV-Knoten ausfällt, können auch die anderen Teile des Reizleitungssystems oder auch das Myokard Rhythmen erzeugen. Diese sind jedoch noch langsamer und liegen bei einer Frequenz von **15 BIS 30/MIN.**

☆☆ *eine elektrische Erregung produzieren*

75) Was ist die Ventilebene des Herzens?

Antwort:

✘ Im Herz liegen alle 4 Klappen in einer Ebene

➡ der **VENTILEBENE.**
Die Ventilebene entspricht der Vorhof-Kammer-Grenze.

Das Herz hat 4 Klappen:
- 2 Segel- und
- 2 Taschenklappen.

Um zu begreifen, warum die Klappen alle in einer Ebene liegen, überlegen Sie sich einmal den mechanischen Aspekt:
Der Herzmuskel verändert ständig seine Form - je nach Kontraktionszustand.

Wenn Sie, im Rahmen eines Gedankenexperiments, ein Loch in den Herzmuskel hineinschneiden würden, und versuchen würden, diese Öffnung durch eine Segel- oder Taschenklappe zu verschließen, würden Sie bald feststellen, daß Sie die Klappe gar nicht richtig einpassen könnten - in der Diastole wäre sie entweder zu klein oder in der Systole zu groß.

Eine Klappe nach Art der Herzklappen funktioniert nur dann richtig als Ventil, wenn der **KLAPPENRING** außen weitestgehend unveränderlich **FEST** ist.
Deshalb gibt es im Herz das sogenannte **HERZSKELETT**: eine Bindegewebsplatte mit 4 großen Löchern (für die Klappen) an der Vorhof-Kammer-Grenze.
Das Herzskelett trennt vollständig die Vorhof- und die Kammermuskulatur; nur Fasern des Reizleitungssystem treten hindurch.
Das Herz hat also eine, wenn auch veränderlich Ebene, relativ zu der sich der Herzmuskel kontrahiert.
Nachdem ein Muskel nur eine Bezugsebene haben kann, gibt es auch nur 1 Herzskelett und 1 Ventilebene - für alle 4 Klappen gleichzeitig.

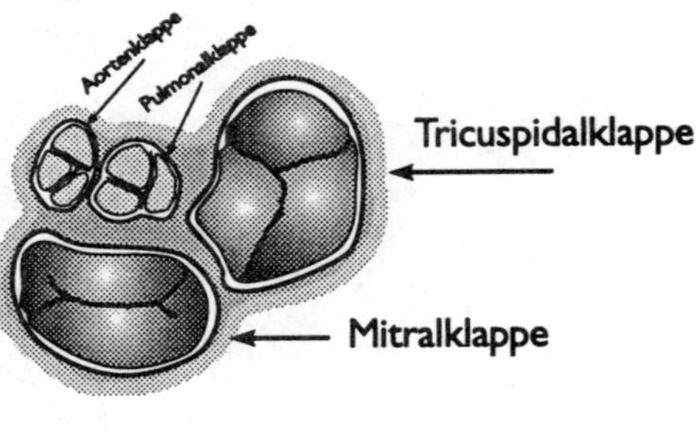

Abb. 13 Ventilebene des Herzens

76) Welche Aussage/n ist/sind richtig?

Das Herzminutenvolumen ...

a) beträgt ca. 5 Liter.
b) ist bei Belastung um ca. 500 % steigerbar.
c) kann über die Herznerven geregelt werden.
d) ist bei der Herzinsuffizienz vermindert.
e) ist bei einer Aortenklappenstenose vermindert.

A) Alle Aussagen sind richtig.
B) Nur Aussagen a, c und d sind richtig.
C) Nur Aussagen b und d sind richtig.
D) Nur Aussagen a, d und e sind richtig.
E) Nur Aussagen a, b und d sind richtig.

Antwort:

✘ Lösung A.

Das **HERZMINUTENVOLUMEN** ist das Volumen, das das Herz in einer Minute bewegt.

a) Es errechnet sich aus ...

SCHLAGVOLUMEN ☆ x **ANZAHL DER SCHLÄGE /MINUTE** ☆☆

70 ml x 70/Min = 4900 ml/Min,

also, im Rahmen der medizinischen Genauigkeit in etwa **5 LITER PRO MINUTE**.

➡ Das bedeutet, daß das ganze Blut in einer Minute einmal umgewälzt wird!

☆ *das Volumen, welches bei 1 Herzaktion bewegt wird*

☆☆ *= Herzfrequenz*

b,c) das Herzminutenvolumen wird über die **HERZNERVEN** (Sympathicus und Parasympathicus) den Erfordernissen des Organismus angepaßt: der Sympathicus vermehrt das HMV, der Parasympathicus vermindert das HMV. Die normale Leistungsreserve beträgt zwischen 500 und 700 % - je nach Trainingszustand.

d) Eine **HERZINSUFFIZIENZ** ist dadurch gekennzeichnet, daß die Herzleistung den Erfordernissen des Organismus nicht mehr gerecht wird.
Der ersten Phase der Herzinsuffizienz (wobei der Patient noch keine Symptome hat), kann man durch Messung des HMV auf die Schliche kommen: bei Belastung steigt beim Gesunden das HMV an, beim Herzkranken sinkt es ab.

e) Die **AORTENKLAPPENSTENOSE** ist eine Verengung der Aortenklappe, so daß nicht genug Blut in die Peripherie gelangen kann. Die Auswurfleistung des Herzens ist gering, dadurch ist das Herzminutenvolumen klein.

☞ Klinisch erkennt man ein

➡ kleines Herzminutenvolumen an einer ➡ kleinen Blutdruckamplitude, z. B. 105/85.

77) Welche Aussage ist richtig?

A) Ab einem Herzgewicht von über 500 gr ist der Patient herzinfarktgefährdet.

B) Leistungssportler haben meist eine Herzvergrößerung mit einem Herzgewicht von über 500 gr.

C) Eine Herzhypertrophie ist nicht mehr rückbildungsfähig.

D) Eine Linksherzhypertrophie tritt z. B. bei chronischen Lungenerkrankungen auf.

E) Die Herzhypertrophie ist histologisch gekennzeichnet durch eine massive Vermehrung von Herzmuskelzellen.

Antwort:

✘ Lösung A.

E) "**HERZHYPERTROPHIE**" beschreibt eine **VERGRÖßERUNG** von Myokardzellen bei gleichbleibender Gesamtanzahl.
➠ im Gegensatz zu einer Hyperplasie = Vermehrung der Anzahl der Zellen

A) Beim Herz liegt das Problem darin, daß sich zwar die Myokardzellen vergrößern können, die Äste der **KORONARARTERIEN** aber nicht in gleichem Maß mitwachsen.
Deshalb kommt es bei einem sog. "**KRITISCHEN HERZGEWICHT**" von über **500 GR** zu einer relativen Unterversorgung des Herzmuskels und es können die Zeichen der (relativen) **KORONARINSUFFIZIENZ** entstehen:

- Angina pectoris,
- Herzinfarkt,
- Herzrhythmusstörungen.

B) Diese Hypertrophie von über 500 gr tritt jedoch nur bei **UNPHYSIOLOGISCHEN BELASTUNGEN** auf:

- Klappenfehler,
- Hochdruck oder
- Lungenkrankheiten.

Der Sportler hat zwar auch ein vergrößertes Herz; jedoch nie in diesem Ausmaß.

D) Im Fall von **LUNGENKRANKHEITEN** ist vor allem das **RECHTE HERZ** betroffen, z. B. beim Emphysem oder bei Silikosen, M. Boeck etc.
Eine Rechtsherzbelastung aufgrund von Lungenkrankheiten heißt **COR PULMONALE.**

C) Jede **HYPERTROPHIE** ist rückbildungsfähig, wenn die auslösende Ursache eleminiert wird. In der Praxis ist es nur relativ schwierig, den Bluthochdruck, das Emphysem o. ä. rückgängig zu machen.

78) Was ist ein Adams-Stokes-Anfall?

Antwort:

✘ Ein Adams-Stokes-Anfall ist eine Bewußtlosigkeit aufgrund einer Störung der Erregungsleitung des Herzens.

Ein **ADAMS-STOKES-ANFALL** entsteht dann, wenn plötzlich Schrittmacherpotentiale des Sinusknotens **AUSBLEIBEN**.

Wie Sie wissen, kann zwar dann der AV-Knoten die Schrittmacherfunktion übernehmen,

➡ siehe auch **Frage # 74**

aber es kann einige Zeit dauern, bis der AV-Knoten "anspringt". Während diese Zeit hat der Patient einen **HERZSTILLSTAND**, was sich in **BEWUßTLOSIGKEIT**, **KRÄMPFEN** etc. bemerkbar macht.
Normalerweise fängt der AV-Knoten zu arbeiten an, bevor es zu manifesten Hirnschäden kommt, aber man weiß im Einzelfall nie.

☞ In der Anamnese kann sich das so anhören, daß die Patienten ohne erkennbare Ursache **GESTÜRZT** sind, und sich z. B. den Arm gebrochen haben.

☞ Ein Adams-Stokes-Anfall ist immer eine Indikation für eine **KLINIKEINWEISUNG** und einen gründlichen "Herz-Check".

79) Welche Aussage/n ist/sind richtig?

a) Der Sympathicus hat eine positiv chronotrope Wirkung am Herz.
b) Der Sympathicus hat eine positiv inotrope Wirkung am Herz.
c) Afferenzen des Sympathicus enthalten Schmerzimpulse.
d) Der Sympathicus steuert hauptsächlich die Aktion der Kammern.
e) Das Herz enthält β-Rezeptoren für Adrenalin.

A) Alle Aussagen sind richtig.
B) Nur Aussagen a und e sind richtig.
C) Nur Aussagen b und c sind richtig.
D) Nur Aussage d ist richtig.
E) Nur Aussagen b, c und e sind richtig.

Antwort:

✘ Lösung A.

Das Herz wird innerviert vom **SYMPATHICUS**
und vom **PARASYMPATHICUS.**

Beide Nerven zusammen bilden den **PLEXUS CARDIACUS.**

a) Der Sympathicus regelt die **FREQUENZ** hoch
➡ positiv **CHRONOTROP.**

b) Er regelt die **KONTRAKTIONSKRAFT** hoch
➡ positiv **INOTROP,**
und beschleunigt die AV-Überleitungszeit.

d)
- Der Sympathicus regelt hauptsächlich die Tätigkeit der **KAMMERN** und des **AV-KNOTENS,**
- der Parasympathicus entfaltet seine Wirkung hauptsächlich in den **VORHÖFEN** und am **SINUSKNOTEN.**

In Ruhe liegt ein leichter **VAGUSTONUS (PARASYMPATHICUSTONUS)** vor; d.h. die spontane Herzaktion wird leicht gebremst.

e) Eine sympathische Reaktionslage des Organismus wird den Organen u. a. durch eine erhöhte **ADRENALINAUSSCHÜTTUNG** vermittelt.
Im Körper gibt es α- und β-Rezeptoren für Adrenalin und verwandte Stoffe:
- β-Rezeptoren regen das betreffende Organ an,
- α-Rezeptoren stellen das betreffende Organ ruhig.

Die Herztätigkeit wird durch den Sympathicus **ANGEREGT**, es enthält also β-Rezeptoren.

c) **AFFERENZEN**, d. h. Impulse, die zum Rückenmark, bzw. Gehirn hin laufen, sind beim Sympathicus **SCHMERZIMPULSE.**
Der Vagus führt die Impulse der Dehnungsrezeptoren - **HERZENTLASTUNGSIMPULSE.**

80) Welchen Einfluß hat eine Veränderung des Blutkaliumspiegels auf die Herzaktion?

Antwort:

✘ Eine Hyperkaliämie führt zu einer Lähmung der Automatiezentren, eine Hypokaliämie führt zu einer spontanen Automatie.

Die **ELEKTRISCHE ERREGUNG** der Herzmuskelzelle führt zu einem Ausstrom von Kaliumionen aus der Zelle.
Stellen Sie sich, der Einfachheit halber, folgendes vor: falls außerhalb der Zelle, im Blut **SEHR VIELE** Kaliumionen sind (Hyperkaliämie), strömen bei einer elektrischen Erregung nicht mehr so viele Kaliumionen nach außen, deshalb kommt **KEIN ORDENTLICHES AKTIONSPOTENTIAL** zustande.
Ein Muskel, der kein Aktionspotential ausbildet, kontrahiert sich nicht. Ebenso erfolgt im Reizleitungssystem **KEINE** Spontandepolarisation, wenn zuviel Kalium im Extrazellularraum ist.
Man kann bei Operationen das Herz künstlich ruhigstellen, indem man es in eine Lösung mit einer hohen Kaliumkonzentration legt.
Wenn **ZUWENIG KALIUM** im Extrazellularraum und damit im Blut ist (Hypokaliämie), können Sie sich vorstellen, daß hier sehr leicht Kaliumionen aus der Zelle "ausbüxen", d. h. Aktionspotentiale bilden sich in dieser Situation **SEHR VIEL LEICHTER**.
Es kann sein, daß bei dieser Konstellation die Reizleitung nicht mehr so ordentlich hierarchisch erfolgt, so daß vermehrt Extrasystolen entstehen.☆

Allgemein kann man sagen, daß Veränderungen im Kaliumhaushalt **HERZRHYTHMUSSTÖRUNGEN** nach sich ziehen.

☞ Eine Hypokaliämie entwickelt sich z. B. gern bei **DIURETIKA**- oder **LAXANTIENABUSUS**

➡ hierunter fallen auch die sog. harmlosen pflanzlichen Mittel!

☆ *Anmerkung: die Realität des Kaliumaustauschs ist komplizierter, aber für eine Erklärung der Effekte einer Hyper- und Hypokaliämie reicht das einfache, hier dargestellte Gedankenmodell.*

81) Welche Aussage/n ist/sind richtig?

Das EKG ...

a) gibt Auskunft über die muskuläre Herzaktion.
b) gibt Auskunft über die Belastungsfähigkeit der Koronarien und des Herzmuskels.
c) gibt Auskunft über einen stattgefundenen Herzinfarkt.
d) läßt eine Aortenklappenstenose erkennen.
e) läßt eine Linksherzhypertrophie erkennen.

A) Alle Aussagen sind richtig.
B) Nur Aussagen a, b und e sind richtig.
C) Nur Aussagen b, c und e sind richtig.
D) Nur Aussage a ist richtig.
E) Nur Aussagen a, d und e sind richtig.

Antwort:

✘ Lösung C.

Das EKG (Elektrokardiogramm) gibt nur die Ausbreitung der **ELEKTRISCHEN ERREGUNG** im Herzen wieder.

a) Es sagt **NICHTS** aus über die muskuläre Herzaktion.

c) Ein **HERZINFARKT** (Gewebeuntergang!) hinterläßt einen Narbe im Herzmuskel; die Erregung muß quasi um die Narbe herum laufen.

☞ Ein alter Herzinfarkt ist erkenntlich am **VERBREITERTEN Q**.

b) Beim **BELASTUNGS-EKG** wird der Herzmuskel unter Belastung (Radfahren) getestet. Falls sich unter Belastung eine Minderversorgung des Myokard ergibt (Koronarinsuffizienz), ist das an einer veränderten ST-Strecke erkennbar. Ein gesunder, gut durchbluteter Muskel hat nämlich einen anderen elektrischen Widerstand als ein minderdurchbluteter.

e) Bei einer **LINKSHERZHYPERTROPHIE** verändert sich die **ANATOMISCHE HERZACHSE**: die Herzspitze kippt quasi nach oben links.
Die Herzachse ist in den **EINTHOVEN-ABLEITUNGEN** zu erkennen: die Ableitung mit dem größten R entspricht der anatomischen Herzachse.

➡ **siehe Frage # 38**

f) Eine Aortenklappenstenose kann man im EKG nicht erkennen. Das EKG gibt nur den **ELEKTRISCHEN ERREGUNGSABLAUF** wieder, keine anatomischen Details.

☞ Eventuell könnte man die **FOLGEN**

- Linkshypertrophie ➡ Koronarinsuffizienz erkennen.

82) Welche Aussage ist richtig?

A) Ein schlanker Mensch, der in Ableitung III nach Einthoven das größte R hat, hat eine Linksherzhypertrophie.
B) Eine Verlängerung der PQ-Zeit ist ein harmloser Zufallsbefund.
C) Störungen des Myokards sind eventuell in der ST-Strecke ablesbar.
D) Ein normales EKG schließt einen pathologischen Herzbefund aus.
E) Im EKG können manche Herzrhythmusstörungen nicht erkannt werden.

Antwort:

✘ Lösung C.

A) Das größte R in Ableitung III nach Einthoven spricht für ein sehr steil gestelltes Herz.

☞ **siehe auch Frage 38**

- Schlanke, große Menschen haben in der Regel ein steil gestelltes Herz,
- kleine Dicke haben in der Regel ein annähernd waagrechtes Herz.

➡ größtes R in Ableitung I

Die beschriebene Konstellation ist also ein **NORMALBEFUND**.

➡ Eine **LINKSHERZHYPERTROPHIE** würde vorliegen, wenn ein **SCHLANKER** in **ABLEITUNG I** das **GRÖßTE R** hätte.

B) Eine **VERLÄNGERUNG DER PQ-ZEIT** weist auf eine Störung im **AV-KNOTEN** hin. Die PQ-Zeit ist die Zeit, die die Erregung im AV-Knoten verbleibt, bevor sie

über das
- His'sche Bündel,
- Tavara-Schenkel,
- Purkinje-Fasern

ins
- Myokard weitergeleitet wird.

Eine verlängerte PQ-Zeit ist erstes Indiz für eine **AV-RHYTHMUSSTÖRUNG**; meist ist sie hervorgerufen durch eine **KORONARINSUFFIZIENZ (HERZINFARKTGEFÄHRDUNG!)**.

C) Die ST-Strecke ist die Zeit, während der das Myokard **VOLLSTÄNDIG ERREGT** ist.
Falls in der Muskulatur eine (elektrische) Störung vorliegt, macht sie sich durch eine Verschiebung der, normalerweise absolut **WAAGRECHT** verlaufenden ST-Strecke bemerkbar.

D) Ein normales EKG schließt einen pathologischen Befund des Reizleitungssystems aus, **NICHT** aber des Myokards.
Das EKG bildet nur die elektrische Herzaktion ab, sonst nichts!

E) **HERZRHYTHMUSSTÖRUNGEN** gehen immer mit einer Störung der normalen Erregungsausbreitung einher.

☞ Erinnern Sie sich: ohne "Befehl", d. h. ohne elektrischen Impuls arbeiten Muskelzellen überhaupt nicht.
Wenn also die Herzaktion unregelmäßig abläuft, muß es an der "Elektrik" liegen

➡ sichtbar im EKG.

83) Welche Aussage/n ist/sind richtig?

a) Je höher die Herzfrequenz ist, desto schlechter ist die Myokarddurchblutung.
b) Je höher die Herzfrequenz ist, desto höher ist der Sauerstoffverbrauch.
c) Je höher die Herzfrequenz ist, desto höher ist notwendigerweise der Blutdruck.
d) Je höher die Herzfrequenz ist, desto leistungsfähiger ist der Organismus.
e) Je niedriger die Ruheherzfrequenz (bei erhaltenem Sinusrhythmus) ist, desto geringer ist die Gefahr eines Herzinfarkts.

A) Alle Aussagen sind richtig.
B) Nur Aussagen a, b und e sind richtig.
C) Nur Aussagen b ,c, d und e sind richtig.
D) Nur Aussagen c und e sind richtig.
E) Nur Aussagen a und d sind richtig.

Antwort:

✘ Lösung B.

b) Eine ➡ erhöhte **HERZFREQUENZ**
bedeutet eine ➡ **VERMEHRTE HERZARBEIT**.

Bei vermehrter Muskelarbeit ist der **SAUERSTOFFVERBRAUCH** heraufgesetzt.

a,e) Die Durchblutung der **KORONARIEN** ist , im Gegensatz zu anderen arteriellen Systemen, **NICHT KONTINUIERLICH**.
In der Systole werden die Verästelungen der Koronarien, die sich im Innern des Herzmuskels befinden abgedrückt. Eine effektive Durchblutung des Herzens erfolgt also nur während der **DIASTOLE**.
Wenn das Herz langsam schlägt, wie z. B: beim Sportler in Ruhe, sind Zeichen der Koronarinsuffizienz (Herzinfarkt, Angina pectoris, Herzrhythmusstörungen) kaum zu befürchten. Bei einer frequenteren Herzaktion ist die Myokarddurchblutung vermindert, und die Zeit, um Nährstoffe und Sauerstoff zu den Zellen zu transportieren, eventuell nicht mehr ausreichend.

d) Daraus ergibt sich auch, daß der Organismus keinesfalls leistungsfähiger ist, wenn das Herz schneller schlägt; im Gegenteil: da bei erhöhter Herzfrequenz die Dauer der Diastole mehr vermindert wird als die Dauer der Systole, sinkt ab einer Frequenz von ca. 150/Min das Herzminutenvolumen wieder ab.
Ab dieser Frequenz ist die Füllungszeit des Herzens zu kurz, die Herztätigkeit wird **UNÖKONOMISCH**.

c) Eine Erhöhung der Frequenz und eine Erhöhung des Blutdrucks gehen nicht unbedingt Hand in Hand.
Die normale **SYMPATHISCHE LEISTUNGSSTEIGERUNG** beinhaltet erst eine **POSITIV INOTROPE REAKTION** (Steigerung der Kontraktionskraft ➡ Erhöhung des Blutdrucks), anschließend, bei weiterer Leistungssteigerung eine **POSITIVE CHRONOTROPIE** (Erhöhung der Frequenz).
INSUFFIZIENTE HERZEN zeichnen sich jedoch nur durch eine **FREQUENZSTEIGERUNG**, ohne Blutdrucksteigerung, aus.

84) Welche Aussage/n ist/sind richtig?

Im EKG sind Aussagen möglich über ...

a) die Frequenz der Herzaktion.
b) die Lage des Herzens.
c) Reizleitungsstörungen.
d) Ursprung einer Erregung.
e) alte Herzinfarkte.

A) Alle Aussagen sind richtig.
B) Nur Aussagen b und c sind richtig.
C) Nur Aussagen a, c und e sind richtig.
D) Nur Aussagen b, c und d sind richtig.
E) Nur Aussagen a, b, c und e sind richtig.

Antwort:

✗ Lösung A.

Erinnern Sie sich: alles was mit "**ELEKTRIK**" zu tun hat, ist im EKG darstellbar, nicht aber der Zustand der Muskulatur (höchstens indirekt).

a) Die **FREQUENZ** ist im EKG ganz einfach sichtbar: man zählt die R-Zacken pro Minute.

b) Die Lage des Herzens ist am größten R in den Ableitungen nach Einthoven sichtbar;

- waagrechtes Herz ➡ Abl. I,
- schräges, normales Herz ➡ Abl. II,
- steilgestelltes Herz ➡ Abl. III.

c) **REIZLEITUNGSSTÖRUNGEN** erkennt man daran, daß die normale Konfiguration von PQRST verändert ist
➡ die Wellen sehen anders aus.

d) Mit viel Übung kann man aus der veränderten Form dieser Komplexe der **URSPRUNG DER ERREGUNG** (das Zentrum der ektopischen Erregungsbildung) erkennen.

e) Alte **HERZINFARKTE** erkennt man an der "Narbe", am **TIEFEN Q**.
☞ Man kann auch erkennen, wo der Infarkt stattgefunden hat.

85) Welche Pulsqualitäten kennen Sie? Nennen Sie 3 Qualitäten!

Antwort:

✘ Die Frequenz,
✘ die Rhythmik und
✘ die Größe.

Beim Puls unterscheidet man 5 verschiedene Kriterien:

✘ **DIE FREQUENZ**

Die normale Herzfrequenz ist 60 - 80/Min. in Ruhe.
Kinder, Aufgeregte, Herz- und/oder Koronarinsuffiziente, Fiebernde und Leute, die Kaffee o. ä. konsumiert haben, haben eine gesteigerte Herzfrequenz.
Sportler haben einen niederfrequenten Sinusrhythmus;
☞ ein Rhythmus unter 40/Min ist immer **PATHOLOGISCH** (AV-Rhythmus).

✘ **DER RHYTHMUS**

Der normale Puls ist absolut rhythmisch, lediglich jüngere oder Patienten mit vegetativer Dystonie haben eine respiratorische Arrhythmie (beim Einatmen geht der Puls schneller, beim Ausatmen langsamer).
☞ Alle anderen Rhythmusstörungen sind abklärungsbedürftig.

✘ **DIE AMPLITUDE** (die Größe des Pulses)

- Ein **PULSUS MAGNUS** (alte Bezeichnung Pulsus altus) ist ein großer,
- ein **PULSUS PARVUS** ist ein kleiner Puls.

Die Größe des Pulses ist abhängig u. a. von der Dehnbarkeit der Gefäße, bzw. der **WINDKESSELFUNKTION**.

✘ Die **STEILHEIT** des Anstiegs der Pulswelle

- Ein **PULSUS CELER** ist ein schnellend ansteigender,
- ein **PULSUS TARDUS** ist ein langsam ansteigender Puls.

Der Pulsus celer ist beispielsweise ein Hinweis auf **ARTERIOSKLEROSE**.
Der Pulsus tardus tritt auf bei einer **HYPOVOLÄMIE** (Blutverlust, Flüssigkeitsverlust).

✘ Die Spannung (die **HÄRTE**) der Pulswelle

Der **PULSUS DURUS** ist der harte,
der **PULSUS MOLLIS** ist der weiche Puls.

➡ Die Härte der Pulswelle entspricht in etwa dem Blutdruck.

Versuchen Sie doch mal die verschiedenen Qualitäten des Pulses zu ertasten. Man braucht zwar dafür ein gerüttet Maß an Übung, aber es ist ja auch noch kein Meister vom Himmel gefallen.

86) Welche Aussage/n ist/sind richtig?

Ödeme können entstehen bei ...

a) Herzinsuffizienz.
b) Eiweißmangel.
c) Verbrennungen.
d) Glomerulonephritis.
e) angeborene Lymphgefäßdysplasie.

A) Alle Aussagen sind richtig.
B) Nur Aussage a ist richtig.
C) Nur Aussagen a, d und e sind richtig.
D) Nur Aussagen b, c, d und e sind richtig.
E) Nur Aussagen a und c sind richtig.

Antwort:

✘ Lösung A.

ÖDEME entstehen bei einer **STÖRUNG DER MIKROZIRKULATION** in der terminalen Strombahn.

- Die Arteriolen regeln die Blutzufuhr.
- In den **KAPILLAREN** wird das Plasma samt gelösten Stoffen in den Interzellularraum abfiltriert (die Kapillaren haben kleine Löcher), lediglich Zellen und große Eiweiße, wie z. B: Albumin bleiben im Kapillarlumen gefangen.
- Auf der **VENÖSEN SEITE** sorgt die negative Ladung der Eiweiße im Kapillarlumen dafür, daß Wasser und mit ihm gelöste Stoffe aus dem Extrazellularraum **WIEDER IN DAS GEFÄßLUMEN** gelangen (**ONKOTISCHER DRUCK**).
- "Abberierende" Eiweiße, d. h. Eiweiße, die aus Versehen in den Extrazellularraum gelangt sind, werden durch die **LYMPHGEFÄßE** abtransportiert.

a) Bei einer **HERZINSUFFIZIENZ** ist der **STAU IM VENÖSEN SCHENKEL** des Gefäßsystems so groß, daß die Venen bis in die venösen Schenkel der Kapillaren überfüllt sind, und aus dem Extrazellularraum keine Flüssigkeit mehr aufnehmen können

➡ Ödem.

b) Beim **EIWEIßMANGEL** fehlt **ALBUMIN**, deshalb wird im venösen Schenkel keine Extrazellulärflüssigkeit ins Innere der Kapillaren gezogen.

➡ Ödem.

d) Eiweißmangel kann entstehen durch **LEBERFUNKTIONSSTÖRUNGEN** oder z. B. durch die **GLOMERULONEPHRITIS (PROTEINURIE, HYPOALBUMINÄMIE**, Hyperlipidämie.)

➡ Ödem.

c) Bei **VERBRENNUNGEN** ist die **FILTRATIONSRATE DER KAPILLAREN ERHÖHT**. Die Kapillaren bekommen große Löcher, so daß Albumine im Extrazellularraum zu liegen kommen.
Dieses **ÖDEM** hat keine Tendenz zur spontanen Resorption.

e) Bei einer angeborenen **LYMPHGEFÄßDYSPLASIE** fehlen die Lymphgefäße, um dort einzuspringen, wo die Venen versagen: beim Rücktransport von Eiweißen.
LYMPHÖDEME entwickeln sich i. d. R. relativ **LANGSAM**, und zeigen, im Gegensatz zu Plasmaödemen eine Tendenz zur **GEWEBEVERHÄRTUNG**.

87) Welche Aussage/n ist/sind richtig?

a) Der normale Blutdruck eines gesunden 40jährigen beträgt 120/80 mm Hg.
b) Ein Blutdruck von 180/110 weist auf einen Elastizitätsverlust der Gefäße (Arteriosklerose) hin.
c) Wenn man viel trinkt, steigt der Blutdruck dauerhaft an.
d) Im Gegensatz zum Hypertoniker bekommt ein Hypotoniker nie Organfehlfunktionen aufgrund seines Blutdruckwerts.
e) Der Sympathicus regelt den Blutdruck herauf.

A) Alle Aussagen sind richtig.
B) Nur Aussagen a, c und d sind richtig.
C) Nur Aussagen b und e sind richtig.
D) Nur Aussagen a, b und e sind richtig.
E) Nur Aussagen c, d und e sind richtig.

Antwort:

✘ Lösung D.

Der **BLUTDRUCK** entsteht aus einem Zusammenspiel zwischen der **HERZAKTION** und dem **GEFÄßTONUS**.

a) Beim Gesunden beträgt der Wert **120/80 mm Hg.**
Dieses ist nicht der "Normwert" beim älteren Menschen, da es "normal" ist, daß die Gefäßelastizität im Alter (ab 35. Lebensjahr) nachläßt - besonders, wenn man nicht gegen den Zerfall der elastischen Fasern tut

☞ Sport (physiologische Bewegungen) wirkt da wahre Wunder!

b) Wenn der systolische Wert viel und der diastolische Wert etwas ansteigt, weist das auf einen **ELASTIZITÄTSVERLUST** hin.

☞ Erinnern Sie sich noch an die **WINDKESSELFUNKTION**?
Die Herzaktion pumpt zum einen das Blut in den Adern vorwärts (Strompuls), zum anderen beult sie die elastischen Arterienwände aus (Druckpuls).
Der Druckpuls läuft als Welle in der Wand der Gefäße peripherwärts.
Je elastischer die Gefäße sind, desto schneller verebbt die Welle.
Bei unelastischen Gefäßen wird die Pulswelle in der Arterienwand in die Peripherie geleitet und dabei an jeder Abzweigung von Gefäßen **REFLEKTIERT**. Die reflektierte Welle **ÜBERLAGERT** sich mit der ankommenden Welle und daraus resultiert ein Blutdruckwert, der **HÖHER** liegt, als normal.

☞ **siehe auch Frage # 19.**

☞ Sie sehen daraus, der Blutdruckwert sagt mehr aus über das **GEFÄßSYSTEM** als über das Herz.

c) Menschen, die viel **TRINKEN** (damit ist aber nicht Alkohol, Kaffee, Cola o.ä. gemeint), pflegen ihre **NIERE**.

☞ Die gesunde Niere freut sich über jeden Schluck Wasser zusätzlich, denn dadurch wird die **AUSSCHEIDUNG WASSERLÖSLICHER SUBSTANZEN** erleichtert.
Wenn der Patient nicht gerade an einer Niereninsuffizienz leidet, kann viel trinken sich höchstens **POSITIV** auf den Blutdruck auswirken (vorausgesetzt es handelt sich nicht um viel Kaffee, schwarzen Tee, grünen Tee oder Kakao).

d) Ein **ABSINKEN DES SYSTOLISCHEN BLUTDRUCKS** unter 90 mm Hg hat sehr wohl organische Folgen: unter 90 mm Hg ist eine effektive Filtration in der **NIERE** nicht mehr gegeben. Bei hypovolämischen Zuständen ist die eine gefürchtete Komplikation.
Bedenken Sie bitte bei Menschen (meist jungen schlanken Mädchen), die öfters einen "niedrigen Blutdruck von 80/60 mm Hg" haben, daß

diese Personen meist sehr	**DÜNNE ARME** haben,
so daß die **Standardmanschette**	**ZU BREIT** und
der gemessene Blutdruck	**ZU NIEDRIG** ist.

☞ **siehe Frage # 96**
sowie HERZ/KREISLAUF Klinik **Frage # 19 und # 28**

Ohne daß schwere Beeinträchtigungen, wie Volumenmangel, vorliegen, liegt dieser gemessene "niedrige Blutdruck" in Wirklichkeit knapp **ÜBER** 90 mm Hg systolisch.

e) Der **SYMPATHICUS** ist der vegetative Nerv, der den Menschen früherer Zeit auf den Kampf gegen den Säbelzahntiger vorbereitet hat.

Er regelt	● den **PULS**,
	● den **BLUTDRUCK**,
	● die **ATMUNG** herauf,
fördert	● die **MUSKELDURCHBLUTUNG** und
hemmt	● die **DARMTÄTIGKEIT**.

88) Welche Aussage/n ist/sind richtig?

Kreislaufinsuffizienzen können folgende Ursachen haben ...

a) Nierenschäden.
b) unerkannter Diabetes mellitus.
c) vermehrtes Schwitzen bei Sport z. B.
d) Medikamentenallergie mit Ausbildung einer Urtikaria.
e) verminderte Trinkmenge.

A) Alle Aussagen sind richtig.
B) Nur Aussagen a und e sind richtig.
C) Nur Aussagen a, b und e sind richtig.
D) Nur Aussagen b und c sind richtig.
E) Nur Aussagen c und d sind richtig.

Antwort:

✘ Lösung A.

Bei einer **KLINISCHEN KREISLAUFINSUFFIZIENZ** klagt der Patient über

- **SCHWINDEL** (ein diffuses **UNSICHERHEITSGEFÜHL**),
- eventuell vermehrt **KOPFSCHMERZEN**,
- unspezifische **SEHSTÖRUNGEN**,
- **MÜDIGKEIT**,
- **NACHLASSENDE KÖRPERLICHE LEISTUNGSFÄHIGKEIT**.

Dieser Symptomenkomplex kann eine Vielzahl von Ursachen haben, die Kreislaufinsuffizienz ist aber wohl eine der häufigsten.

e) Allgemein kommt eine verminderte oder ungeregelte Durchblutung zustande, wenn der Körper in einem latenten **WASSERMANGELZUSTAND** ist.

✚ Falls also ein Patient mit ähnlichen Symptomen kommt, und Sie vermuten einen "schwachen Kreislauf", verordnen Sie als erstes eine **ERHÖHUNG DER TRINKMENGE** auf 2 bis 3 Liter am Tag.

☞ Ein Wassermangel ist **BESONDERS BEIM ÄLTEREN MENSCHEN** häufig; ein Teil der "Alterserscheinungen" ist allein damit erklärt!

a) Bei beginnenden **NIERENSCHÄDEN** verliert die Niere ihre Fähigkeit, den Urin zu konzentrieren, d. h. es wird eine Menge an **HYPOTONEM** (verdünntem) **URIN** ausgeschieden

➡ **WASSERMANGEL**.

☞ Bedenken Sie bitte zusätzlich: Durstgefühl kann "aberzogen" werden, nicht jeder weiß automatisch, wieviel er trinken muß!

b) Beim unerkannten **DIABETES** scheidet die Niere viel Glukose aus; jedes Molekül Glukose nimmt etwas Wasser mit, so daß sich auch hier ein **WASSERMANGEL** entwickelt (osmotische Diurese).

c) Wenn Sie ihren Patienten jetzt endlich dazu gebracht haben, **SPORT** zu treiben (2 - 3 x/Woche), vergessen Sie nicht, ihn darauf hinzuweisen, daß er jetzt vermehrt **TRINKEN** muß.
Wenn er glücklich dabei ist, kann er diese isotonen Sportlerdrinks zu sich nehmen, nötig ist es aber bei intakter Nierenfunktion und bei normalem Sportpensum nicht.

d) Eine **URTIKARIA** ist ein Ödem der Unterhaut; bei ausgedehnter Ausprägung und schneller Entstehung können durchaus einmal "**SCHWINDELANFÄLLE**" auftreten.

89) Welche Aussage ist richtig?

A) Beidseitige Knöchelödeme sind beweisend für eine Rechtsherzinsuffizienz.
B) Aszites tritt bei Linksherzinsuffizienz auf.
C) Die Aortenklappe ist auskultierbar im 2. ICR rechts parasternal.
D) Der Herzspitzenstoß ist medial unter dem Sternum sichtbar.
E) Gestaute Halsvenen treten bei Linksherzinsuffizienz auf.

Antwort:

✘ Lösung C.

Wenn Sie die Fragen nach den Herzinsuffizienzen nicht beantworten konnten, so ist das bei dieser Frage unwichtig.

☞ Die **HERZAUSKULTATIONSPUNKTE** sollte Sie aber wissen!

Wenn Sie bei dieser Frageform eine Antwort sicher als richtig erkannt haben, lesen Sie die anderen Lösungsmöglichkeiten nur noch oberflächlich durch und lassen sich nach Möglichkeit nicht mehr beirren!

C) Die **HERZAUSKULTATIONSPUNKTE**:

- Aortenklappe: 2. ICR rechts parasternal,
- Pulmonalklappe: 2. ICR links parasternal,
- Trikuspidalklappe: 4. ICR rechts und links parasternal
- Mitralklappe: Herzspitze, meist 5. ICR links medioklavicular
- Erb'scher Punkt: 3./4. ICR links parasternal

A) **KNÖCHELÖDEME** treten bei einer Vielzahl von Erkrankungen auf:

- Rechtsherzinsuffizienzen,
- Leberschäden,
- Nierenschäden,
- Eiweißmangel,
- Varizen,
- Tumore, etc.

Ein Ödem ist eine Flüssigkeitsansammlung im Gewebe und folgt der Schwerkraft.

☞ Das bedeutet, daß beim stehenden Patienten ein Knöchelödem differentialdiagnostisch im Prinzip **NICHT** verwendet werden kann.

B,E) Wenn Sie sich nochmal das Schema des Kreislaufs von **Frage # 6** vorstellen, können Sie sich ableiten, daß,

➡ wenn die Pumpe "rechtes Herz" nicht mehr genügend Volumen transportieren kann (Rechtsherzinsuffizienz),

➡ sich das Blut in die Venen des großen Kreislaufs zurückstaut.

- Im Fall einer **RECHTSHERZINSUFFIZIENZ** staut sich das Blut in die **HOHLVENEN** und damit in die Hals- und Armvenen, sowie in den **BAUCH** (Ascites) und die **BEIN-** und **KNÖCHELVENEN**.
- Im Fall einer **LINKSHERZINSUFFIZIENZ** staut sich das Blut zurück in die **LUNGE**.

D) Der **HERZSPITZENSTOß** ist dort sichtbar oder tastbar. wo die Herzspitze gegen die Thoraxwand schlägt. Da das Herz normalerweise im Winkel von ca. 40' nach vorne links unten zeigt, kommt die Herzspitze in den **5. ICR LINKS MEDIOCLAVICULAR** zu liegen.

90) Wo liegt der Sinusknoten, wo der AV-Knoten im Herz?

Antwort:

✘ Der Sinusknoten liegt im rechten Vorhof,

✘ der AV-Knoten liegt zwischen Vorhof und Kammer.

Der **SINUSKNOTEN** liegt an der Mündung der oberen Hohlvene im **RECHTEN VORHOF**. Er besteht aus spezialisierten Herzmuskelzellen.
Der Sinusknoten gehört zum Reizleitungssystem des Herzens und depolarisiert in Ruhe mit einer Frequenz von 60 - 80/Min.

➡ **siehe Frage # 10**

Der **AV-KNOTEN** liegt am Boden des Vorhofs, im **HERZSKELETT**.

➡ **siehe Frage # 75**

Er besteht ebenfalls aus spezialisierten Herzmuskelfasern und leitet normalerweise die Impulse des Sinusknotens in das Kammermyokard.

Falls der Sinusknoten ausfällt, kann der AV-Knoten einspringen; seine Eigenfrequenz beträgt 40/Min.
Der Patient fühlt sich dann plötzlich leistungsgemindert und schlapp, diese Herzfrequenz ist aber noch mit dem Leben (aufrecht auf zwei Beinen) vereinbar.

91) Ordnen Sie zu:

(es sind auch Mehrfachzuordnungen möglich)

1) rechtes Herz
2) linkes Herz

A) Sinusknoten
B) Mitralklappe
C) Purkinje-Fasern
D) Pulmonalklappe
E) 2-segelige Klappe

Antwort:

✗ 1 - A, C, D

✗ 2 - B, C, E

● Im **RECHTEN HERZ** münden in den Vorhof die **HOHLVENEN**,
A) ● im Vorhof selbst liegt der **SINUSKNOTEN**,
● zwischen Vorhof und Kammer befindet sich die **TRIKUSPIDALKLAPPE**,
● in der Kammer die **3 PAPILLARMUSKELN** der Segelklappe
D) ● und am Kammerausgang die **PULMONALKLAPPE**, das Ventil zum Truncus pulmonalis.

○ Im **LINKEN HERZ** münden die 4 **LUNGENVENEN** in den Vorhof,
E,B)○ zwischen Vorhof und Kammer liegt die zweisegelige **MITRALKLAPPE**,
○ in der Kammer befinden sich 2 **PAPILLARMUSKELN**
○ und am Kammerausgang liegt die **AORTENKLAPPE** mit der Aorta.

C) Purkinje-Fasern heißen die letzten feinen Auffaserungen des Reizleitungssystems.

➡ Sie bringen die elektrische Erregung in die Herzmuskulatur

➡ **siehe Frage # 22**
Purkinje-Fasern sind in beiden Kammern vorhanden.

☞ Solche Fragen sollten Ihnen jetzt leichtfallen!

92) Welche Aussage/n ist/sind richtig?

a) Der 1. Herzton ist der Anspannungston des Kammermyokards.
b) Der 2. Herzton fällt mit der Pulswelle am Handgelenk zusammen.
c) Der 2. Herzton ist der Schlußton der Segelklappen.
d) Die Klappen werden vegetativ innerviert.
e) Der 1. Herzton ist dumpfer als der 2. Herzton.

A) Alle Aussagen sind richtig.
B) Nur Aussagen a, b, c und e sind richtig.
C) Nur Aussagen a und e sind richtig.
D) Nur Aussagen b, c und e sind richtig.
E) Nur Aussagen a und b sind richtig.

Antwort:

✘ Lösung C.

a) Der **ERSTE HERZTON** ist der **ANSPANNUNGSTON** des Myokards um die Blutsäule, die sich in der Herzkammer befindet.
Je kräftiger sich das Myokard kontrahiert, desto lauter ist der 1. Herzton.

- Besonders **LAUT** ist er beim gesunden Herzen nach/während körperlicher Tätigkeit oder Kaffeegenuß.
- Besonders **LEISE** ist er bei Herzinsuffizienz.

c) In älteren Lehrbüchern steht noch, daß der erste Herzton durch den Schluß der Segelklappen hervorgerufen wird; diese Interpretation ist heute überholt, Segelklappen hört man **NICHT**.

b) Der **ERSTE HERZTON** leitet die **SYSTOLE** ein; deshalb fällt der erste Herzton zeitlich zusammen mit der tastbaren **PULSWELLE** an der A. radialis oder an der A. carotis.

e) Der erste Herzton hört sich **DUMPFER** an als der zweite Herzton. Deutlich zu hören ist der Unterschied bei schlanken Patienten.

☞ Bei stärkeren Patienten tasten Sie lieber beim Auskultieren gleichzeitig den Puls: der Ton, der gleichzeitig mit der Pulswelle ankommt, ist der erste Herzton.

c) Der **ZWEITE HERZTON** ist der **SCHLUßTON DER TASCHENKLAPPEN** (Aortenklappe und Pulmonalklappe).
Er leitet die Füllungsphase des Herzens, die **DIASTOLE** ein.
Normalerweise schließen sie die beiden Taschenklappen synchron; falls jedoch durch eine Klappe mehr Blut als durch die andere fließt (Ventrikelseptumdefekt), oder falls im Kleinen Kreislauf ein erhöhter Druck herrscht, kann man eine **SPALTUNG** des 2. Herztons hören.

d) Klappen sind **NICHT** vegetativ innerviert, sie funktionieren mechanisch.
Vegetativ innerviert sind die Schrittmacherzentren, da die Herznerven **MODIFIZIEREND** auf die Herzaktion Einfluß nehmen.

93) Welche Aussage/n ist/sind richtig?

Das EKG ...

a) kann eine Aussage treffen, ob das linke oder das rechte Herz betroffen ist.
b) kann zur Beurteilung der Koronarfunktion herangezogen werden.
c) kann Rhythmusstörungen nachweisen.
d) kann eine Herzinfarktgefährdung sicher ausschließen.
e) kann Vorhofflimmern feststellen.

A) Alle Aussagen sind richtig.
B) Nur Aussagen a, b, c und e sind richtig.
C) Nur Aussagen c und d sind richtig.
D) Nur Aussagen b und c sind richtig.
E) Nur Aussagen a, d und e sind richtig.

Antwort:

✘ Lösung B.

Erinnern Sie sich: alles was "**ELEKTRISCH**" ist im Herz, d. h., alles, was mit Erregungsleitung, -ausbreitung oder -entstehung zu tun hat, ist im EKG sichtbar zu machen.

a) Eine Differenzierung, ob das rechte oder das linke Herz betroffen ist, ist mit den **WILSON-ABLEITUNGEN** möglich (Brustwandableitungen).

b,c) **KORONARINSUFFIZIENZEN** verursachen häufig Rhythmusstörungen.
➡ Sie sind im EKG nachweisbar.
Zur Abklärung von latenten Koronarinsuffizienzen dient das **BELASTUNGS-EKG**.

e) **VORHOFFLIMMERN** ist eine besondere Art der Rhythmusstörung: die Vorhöfe kontrahieren sich hierbei mit einer Frequenz von 400 - 600/Min.
Diese Frequenz ist hämodynamisch nicht mehr wirksam; das Blut **STEHT** im Prinzip in den Vorhöfen.
Dadurch kann es zur Bildung von **THROMBEN** kommen, vornehmlich im Bereich des Herzohrs.

Klinisch kann man ein Vorhofflimmern eventuell an einer **ABSOLUTEN ARRHYTHMIE** erkennen:

➡ der AV-Knoten läßt völlig unregelmäßig Erregungen durch

➡ es entsteht ein völlig unregelmäßiger Puls.

☞ Der Patient bemerkt dieses in der Regel **NICHT**.

d) Sicher ausschließen oder sich beweisen kann man in der Medizin nur sehr selten etwas. Das funktioniert nur in der Mathematik, und die ist eine theoretische Wissenschaft.
Man kann mit Hilfe des EKGs sagen, ob ein Patient herzinfarkt**GEFÄHRDET** ist oder nicht; ob sich tatsächlich ein Herzinfarkt entwickelt ist nicht sicher vorhersagbar.

94) Ordnen Sie zu:

A) Äste der Aorta thoracalis
B) Äste der Aorta abdominalis
C) kein Ast der Aorta

1) Truncus brachiocephalicus
2) Truncus pulmonalis
3) Truncus coeliacus
4) A. subclavia dexter
5) A. subclavia sinister
6) A. renalis

Antwort:

✘ A - 1, 5

✘ B - 3, 6

✘ C - 2, 4

☞ Die Äste der Aorta lassen sich auch in mündlichen Prüfungen gut abfragen.

1,5) Direkt aus der Brustaorta kommen:

- die Koronarien aus der **AORTA ASCENDENS**,
- der Truncus brachiocephalicus,
- die A. carotis comm. sin.,
- die A. subclavia sin. aus dem **AORTENBOGEN**;

- die 12 Interkostalarterien kommen aus der **AORTA DESCENDENS**.

3,6) Die **BAUCHAORTA** gibt

- die **NIERENARTERIEN** (A. renalis) ab,
- den **TRUNCUS COELIACUS** für
  - Magen,
  - Milz und
  - Leber und
- die **GEKRÖSEARTERIEN** (A. mesenterica).

❒ **OBERHALB DES ZWERCHFELLS** heißt die Aorta "**AORTA THORACALIS**",

❒ **UNTERHALB DES ZWERCHFELLS** heißt sie "**AORTA ABDOMINALIS**".

2,4) Der **TRUNCUS PULMONALIS** kommt aus dem **RECHTEN VENTRIKEL**; die rechte A. subclavia kommt aus dem **TRUNCUS BRACHIOCEPHALICUS DEXT.**

☞ Einige intensive Blicke in den Anatomieatlas klären die Sachlage.

95) Beschreiben Sie die venöse Versorgung des Beins!

Antwort:

✘ Es gibt ein tiefes und ein oberflächliches Venensystem am Bein.
Das oberflächliche System enthält die V. saphena magna und die V. saphena parva.
Vv. communicantes (perforantes) verbinden die beiden Systeme.

Das tiefe Venensystem des Beins verläuft zwischen Knochen und Muskeln (Muskelpumpe!).

Das oberflächliche Venensystem verläuft zwischen Haut und Muskel.

☞ **siehe auch Frage # 33**

An der Medialseite des Beins (innen) verläuft ein großer Hautvenenast: die **V. SAPHENA MAGNA.**
An der Dorsalseite der Wade verläuft oberflächlich auch eine große Hautvene: die **V. SAPHENA PARVA.** Sie mündet etwa in Höhe der Kniekehle in die V. saphena magna.
Die V. saphena magna mündet in Höhe der Leiste in das tiefe System.

➡ **V. FEMORALIS.**

Da die Gelenk-Muskel-Pumpe im tiefen System wesentlich effektiver ist, wird der größte Teil des venösen Blutes über das **TIEFE VENENSYSTEM** drainiert. Es existieren venöse Verbindungen, die das Blut von außen nach innen transportieren: die **VV.PERFORANTES**, in manchen Büchern auch **VV. COMMUNICANTES** genannt.

☞ Bei einer Insuffizienz der Klappen der beiden oberflächlichen Hauptäste spricht man von einer **STAMMVARIKOSIS**, bei einer Insuffizienz der Klappen der Vv. communicantes/Vv. perforantes entstehen **BESENREISER**.

96) Was ist das Korotkow-Geräusch?

Antwort:

✘ Das Korotkow-Geräusch ist ein fortgeleitetes Gefäßgeräusch, das bei einer Kompression der A. brachialis am Oberarm in der Ellenbeuge hörbar ist.

Die Auskultation des **KOROTKOW-GERÄUSCHS** benutzt man bei der **BLUTDRUCKMESSUNG NACH RIVA-ROCCI.**
Man pumpt hierbei die Blutdruckmanschette am Oberarm soweit auf, bis an der A. radialis **KEIN PULS** mehr zu fühlen ist.
Dann setzt man das Stethoskop in der Ellenbeuge des Patienten auf und läßt **LANGSAM** den Druck aus der Manschette ab.

- **DAS ERSTE** auftretende Korotkow-Geräusch markiert **DEN SYSTOLISCHEN BLUTDRUCK,**
- **DAS LETZTE** hörbare Geräusch markiert den **DIASTOLISCHEN BLUTDRUCK.**

Dazwischen kann eine **AUSKULTATORISCHE LÜCKE** auftreten, die aber für die Messung unerheblich ist.

☞ Denken Sie aber beim Blutdruckmessen dran:

❒ ein dicker Arm braucht eine ➡ breite Manschette
(sonst ist das Meßergebnis zu hoch),

■ ein dünner Arm braucht eine ➡ schmale Manschette
(sonst ist das Meßergebnis zu niedrig).

97) Welche Aussage/n ist/sind richtig?

a) Die Koronarien sind Endarterien.
b) Die Koronarien haben keine Kapillaren.
c) Die Koronarien sind Vasa publica.
d) Die Koronarien sind in der Systole weniger durchblutet als in der Diastole.
e) Die Koronarien sind die Herzvenen.

A) Alle Aussagen sind richtig.
B) Nur Aussagen a, c, und d sind richtig.
C) Nur Aussagen b, c, d und e sind richtig.
D) Nur Aussagen a und d sind richtig.
E) Nur Aussagen a, b und d sind richtig.

Antwort:

✘ Lösung D.

e) Die **KORONARIEN** sind die **HERZKRANZGEFÄßE,**
➡ sie sind Arterien.

a) Sie sind **ENDARTERIEN**, d. h. bestimmte Äste versorgen **ALLEINE** ein Gewebegebiet (keine Anastomosen).
Organe, die Endarterien enthalten, sind **INFARKTGEFÄHRDET**.

b) Arterien sind reine Zuleitungsbahnen. Selbstverständlich münden alle Arterien in ein Kapillargebiet. Erst im Kapillargebiet erfolgt ein **STOFFAUSTAUSCH**.
Die Kreislaufkonstruktion hätte sonst keinen Sinn.

c) Die Koronarien dienen der Eigenversorgung des Herzens, sie sind also **VASA PRIVATA**.
Vasa publica des Herzens sind die Hohlvenen, die Lungenvenen, der Tr. pulmonalis und die Aorta.

d) In der Systole, während sich der Herzmuskel zusammenzieht, werden die kleinsten Ästchen der Koronarien im Muskel abgedrückt. Nur in der Diastole erfolgt eine regelrechte Durchblutung. Da bei langsamen Herzschlag die Diastole verhältnismäßig länger ist als die Systole ist es für die Versorgung des Myokards günstiger, das Herz schlägt **LANGSAM**.

Das ist auch der Grund, weshalb Koronarpatienten bei sportlicher Tätigkeit darauf achten müssen, daß der Puls einen bestimmten Wert nicht übersteigt.

☞ Die Faustformel heißt 200 minus Lebensalter.

98) Ordnen Sie zu:

1) Sympathicus
2) Parasympathicus

A) Schmerzreize
B) Frequenzverlangsamung
C) Verstärkung der Herzkraft
D) Blutdrucksenkung

Antwort:

✘ 1 - A, C

✘ 2 - B, D

Der **SYMPATHICUS** stimuliert die Leistungsfähigkeit (Leistungsbereitschaft) des Körpers und damit auch die des Herzens.
Er erhöht die **FREQUENZ**, den **BLUTDRUCK** und kann Extrasystolen hervorrufen.
☞ Afferenzen des Sympathicus sind **SCHMERZIMPULSE**.

Der **PARASYMPATHICUS** ist der "**ERHOLUNGSNERV**", er speichert Energie.
Am Herz wirkt er frequenzsenkend, blutdrucksenkend - **ENTLASTEND**.
Afferenzen des Parasympathicus (N. vagus und N. glossopharyngeus) sind Teile von **HERZENLASTENDEN REFLEXBÖGEN**, z. B. dem Karotissinusreflex.

99) Welche Aussage ist falsch?

A) Die Mitralklappe liegt im linken Herz.
B) Der Truncus brachiocephalicus venosus mündet ins rechte Herz.
C) Der Sinusknoten liegt im rechten Vorhof.
D) Die Lebervenen münden in die V. cava inferior.
E) Die Lungenvenen münden in den linken Vorhof.

Antwort:

✘ Lösung B.

Ich hoffe, Sie sind nicht auf die Fragestellung reingefallen!

Falsch war die Aussage B: der **TRUNCUS BRACHIOCEPHALICUS** mündet, wenn vom venösen Tr, brachiocephalicus die Rede ist, in die **OBERE HOHLVENE**.
Der arterielle Truncus teilt sich in die **A. CAROTIS COMM**. dext. und die **A. SUBCLAVIA DEXT**. auf.

Alle anderen Aussagen sind richtig:

A) Die **MITRALKLAPPE** ist eine 2-zipflige Segelklappe und liegt im linken Herz (hat sich hoffentlich mittlerweile rumgesprochen),

C) der **SINUSKNOTEN** liegt im rechten Vorhof an der Mündung der oberen Hohlvenen;

D) die Leber hat 3 **LEBERVENEN**; sie münden unterhalb vom Zwerchfell in die untere Hohlvene;

E) und die 4 **LUNGENVENEN** transportieren ihr arterialisiertes Blut in den linken Vorhof.

Na, alles gewußt ?

100) Welche Aussage/n ist/sind richtig?

a) Während der Systole sind die Taschenklappen geschlossen.
b) Die Systole ist im EKG an der P-Welle zu erkennen.
c) Die Systole beginnt mit dem 2. Herzton.
d) Die Systole ist die Anspannungsphase des Herzens.
e) Während der Systole ist die Mitralklappe offen.

A) Alle Aussagen sind richtig.
B) Nur Aussagen a, b und d sind richtig.
C) Nur Aussagen b, d und e sind richtig.
D) Nur Aussage c ist richtig.
E) Nur Aussage d ist richtig.

Antwort:

✘ Lösung E.

d) Die **SYSTOLE** ist die **ANSPANNUNGSPHASE** des Herzens.
Während der Systole wird Blut in die Arterien gepumpt.

a,e) Deshalb sind in der Systole die

TASCHENKLAPPEN (Aorten- und Pulmonalklappe) ➡ **OFFEN**, und die
SEGELKLAPPEN (Mitral- und Trikuspidalklappe) ➡ **GESCHLOSSEN**.

c) Die Systole beginnt mit dem **ANSPANNUNGSTON** - dem **1. HERZTON**.
Man erkennt den ersten Herzton an der gleichzeitig ankommenden **PERIPHEREN PULSWELLE**, z. B. an der A. radialis.

b) Im EKG ist die Systole genau genommen gar nicht zu erkennen: die Systole ist die **MUSKULÄRE** Herzaktion, das EKG bildet nur den **ELEKTRISCHEN** Erregungsablauf ab.
Im EKG stellt die P-Welle die Vorhoferregung, der QRS-Komplex die Kammererregung, die T-Welle die Rückbildungsphase dar.

➡ Die **SYSTOLE** erfolgt, nachdem das gesamte Myokard erregt worden ist - nach dem QRS-Komplex.

➡ Die **DIASTOLE** erfolgt nach der T-Welle.

Stichwortverzeichnis

Abbildungen

Symbole

A

B

C

F

G

H

L

M

Q

R

T

U

V